国家卫生健康委员会"十四五"规划教材

全国中等卫生职业教育教材

供护理专业用

成人护理（下册）
——妇科护理

第 2 版

主 编　周　清　邓秋景

副主编　陈秀娟　韩小燕　王雪芹

编　者（按姓氏笔画排序）

王雪芹（山东省莱阳卫生学校）

邓秋景（云南省文山州卫生学校）

刘　娟（赣南卫生健康职业学院）

刘素梅（山东省青岛卫生学校）

张彬妮（广西科技大学附属卫生学校）

陈秀娟（山东省临沂卫生学校）

周　清（福建省龙岩卫生学校）

郑智嘉（福建省龙岩卫生学校）（秘书）

韩小燕（山西省长治卫生学校）

人民卫生出版社

·北　京·

图书在版编目（CIP）数据

成人护理. 下册, 妇科护理 / 周清, 邓秋景主编
. — 2 版. — 北京：人民卫生出版社, 2022.11
ISBN 978-7-117-33565-2

Ⅰ. ①成… Ⅱ. ①周… ②邓… Ⅲ. ①妇科学－护理
学－中等专业学校－教材 Ⅳ. ①R47

中国版本图书馆 CIP 数据核字（2022）第 171779 号

人卫智网	www.ipmph.com	医学教育、学术、考试、健康， 购书智慧智能综合服务平台
人卫官网	www.pmph.com	人卫官方资讯发布平台

成人护理（下册）——妇科护理

Chengren Huli（Xiace）——Fuke Huli
第 2 版

主　　编：周　清　邓秋景
出版发行：人民卫生出版社（中继线 010-59780011）
地　　址：北京市朝阳区潘家园南里 19 号
邮　　编：100021
E - mail：pmph @ pmph.com
购书热线：010-59787592　010-59787584　010-65264830
印　　刷：北京铭成印刷有限公司
经　　销：新华书店
开　　本：850×1168　1/16　　印张：14.5
字　　数：309 千字
版　　次：2015 年 1 月第 1 版　　2022 年 11 月第 2 版
印　　次：2022 年 11 月第 1 次印刷
标准书号：ISBN 978-7-117-33565-2
定　　价：48.00 元
打击盗版举报电话：010-59787491　E-mail：WQ @ pmph.com
质量问题联系电话：010-59787234　E-mail：zhiliang @ pmph.com
数字融合服务电话：4001118166　E-mail：zengzhi @ pmph.com

修订说明

为服务卫生健康事业高质量发展,满足高素质技术技能人才的培养需求,人民卫生出版社在教育部、国家卫生健康委员会的领导和支持下,按照新修订的《中华人民共和国职业教育法》实施要求,紧紧围绕落实立德树人根本任务,依据最新版《职业教育专业目录》和《中等职业学校专业教学标准》,由全国卫生健康职业教育教学指导委员会指导,经过广泛的调研论证,启动了全国中等卫生职业教育护理、医学检验技术、医学影像技术、康复技术等专业第四轮规划教材修订工作。

第四轮修订坚持以习近平新时代中国特色社会主义思想为指导,全面落实《习近平新时代中国特色社会主义思想进课程教材指南》《"党的领导"相关内容进大中小学课程教材指南》等要求,突出育人宗旨、就业导向,强调德技并修、知行合一,注重中高衔接、立体建设。坚持一体化设计,提升信息化水平,精选教材内容,反映课程思政实践成果,落实岗课赛证融通综合育人,体现新知识、新技术、新工艺和新方法。

第四轮教材按照《儿童青少年学习用品近视防控卫生要求》(GB 40070—2021)进行整体设计,纸张、印刷质量以及正文用字、行空等均达到要求,更有利于学生用眼卫生和健康学习。

第四轮教材修订编写工作于 2021 年正式启动,将于 2022 年 8 月开始陆续出版,供全国各中等卫生职业学校选用。

2022 年 7 月

前　言

为贯彻习近平总书记对职业教育工作的重要指示和全国职业教育大会精神,进一步落实《国务院关于实施健康中国行动的意见》《国家职业教育改革实施方案》《国务院办公厅关于加快医学教育创新发展的指导意见》等文件要求,人民卫生出版社召开了新一轮教材的修订工作会议,启动了本教材的修订。

《成人护理(下册)——妇科护理》第2版作为以生命周期为主线的核心专业课程体系改革教材之一,坚持"以人为核心"的整体护理理念,运用循证护理和价值医学指导护理实践,遵循"坚持立德树人,面向医疗、卫生、康复和保健机构等,培养从事临床护理、社区护理和健康保健等工作,德智体美劳全面发展的技能型卫生专业人才"的培养目标,按照"三基""五性"和"三特定"的基本要求,紧跟"三教"改革中问题导向、项目任务教学的教材改革引领教材编写,同时结合护理专业的岗位需求,并与护士执业资格考试对接,注重理论知识和操作技能的融合更新、专业知识与人文知识的互相渗透。

《成人护理(下册)——妇科护理》第2版在第1版教材的基础上修订而成。本次修订有六大特色:一是传承,保持上一版特色与优点;二是出新,将新的临床理念、临床知识、临床技能写入教材;三是优化,对上版存在的不足进行优化、补充;四是融入,将职教新理念、教育评价新理念有机融入教材;五是对标,立足护理专业人才培养方案、课程标准及护士执业资格考试要求;六是规范,使用规范语言文字、专业术语,引导培养学生树立良好的社会主义核心价值观和医学职业素养。在强化专业知识的同时力求强化护理人文关怀服务意识。本着"以人为核心"的宗旨,在护理措施中注重人文关怀与爱伤观念相关内容的体现。学生通过本教材的学习,既能运用护理程序对患者进行整体护理,又能进入家庭及社区进行护理服务和妇女保健。以临床案例为先导情景,以工作任务带动项目教学,增加数字化内容,适合学生线上、线下开展学习,可获得实时评价,便于及时改进学习、修正学习和强化学习。本教材适用于中等职业学校护理专业学生以及在职教育、成人教育教学使用。

本教材由来自全国不同地区多所职业学校的专业教师共同编写完成。编写中得到编者所在学校的大力支持,在此表示衷心的感谢。由于编写时间紧,编者水平有限,教材中难免存在不足之处,恳请同行专家和广大师生批评指正。

周　清　邓秋景
2022 年 8 月

目　录

第一章 | 绪论

01章
01章 数字资源

职业素养目标:具有妇科护理工作人员的基本素质,能尊重患者、保护患者的隐私。

知识目标:熟悉妇科护理的含义、特点和妇科护理工作者的职责;熟悉学习目的和方法。

了解妇科护理的发展简史和前景。

能力目标:学会参与妇科门诊及病区的护理管理。

妇科护理是临床护理学中重要的组成部分,在与其他学科共同组成成人护理完整体系的同时,又具有自身独立性的一门学科。随着妇科学的发展,妇科护理也在不断发展,这对妇科护理工作人员运用护理知识为护理对象提供高质量的护理,最大限度地满足护理对象的需求提出了更新、更高的要求。

一、妇科护理概述

(一)妇科护理的含义和范畴

妇科护理是一门研究女性非妊娠期生殖系统生理和病理改变,并运用护理程序对现存和潜在病理问题实施整体护理的学科,是保障女性身心健康的专科护理,是现代护理学的重要组成部分。

妇科护理的研究对象包括生命各阶段不同健康状况的女性以及相关的家庭成员和社会成员。研究的内容包括妇科疾病患者的护理、妇女保健和计划生育指导。

(二)妇科护理的发展简史和前景

妇科护理是妇产科护理的一个分支学科。在古代,妇产科护理最早以对产妇的照顾为雏形成为护理学的一部分,护理学也仅为医学领域的一个组成部分。妇科护理随着妇科学的发展需要,在妇产科护理不断发展的基础上也逐渐分支成专科。

我国的妇产科有着悠久的发展历史,2 000多年前的中医巨著《黄帝内经》是最早记载女子月经、妊娠、其他疾病诊断和治疗的医学典籍,东汉末年张仲景的《金匮要略》开始详细地记录了妇女的经、带、胎、产四大症的表现和诊治方法。至唐代,孙思邈在《备急千金要方·妇人方》部分,对妊娠和分娩异常的治疗和产后护理有了更详尽的描述,成为了妇产科独立分科的雏形,而昝殷的《经效产宝》(852年)则是现存最早的中医妇产科专著。1060年,宋朝发文规定妇产科为九科之一,妇产科确定为独立学科。从宋朝到清朝的大约1 000年间,中医妇产科的诊断和治疗在不断发展,不少医家撰写了妇产科专著,其中以宋代陈自明的《妇人大全良方》及清代吴谦等编纂《医宗金鉴·妇科心法要诀》的内容更为系统、详尽,反映了我国当时中医妇产科学的发展水平。

随着近代医学的发展和西方医学的传入,我国妇产科和妇产科护理得到了更新和发展,其中1906年开始的规范护理教育和接生培训、1930年颁布的《助产士管理法》等举措大力推广了新法接生、住院分娩,孕产妇和新生儿的死亡率得以大幅度地下降,妇女的健康也得到了更大的保障。

在医学飞速发展的今日,妇科诊疗技术在不断地普及、推广和提高,妇科新的诊疗手段和技术被广泛运用于临床实践,妇科护理也随之在快速发展,护理工作者不仅要迎接诊疗配合的挑战,更要注重对患者的人文关怀和心理护理。同时,妇科护理也将随着循证医学和价值医学的发展,由经验护理转向循证护理,以科学、客观并经过论证的证据指导护理实践,为患者制订有效的护理计划。

社会的发展和进步使人们对各年龄阶段女性的保健、妇科疾病的康复等需求在不断提高,以预防疾病为主的健康教育与妇女保健越来越受到人们的重视,妇科护理的理念、模式和分科也做出了相应的调整。以健康为中心的整体护理理念、以女性生命周期的模式已经在妇科护理的发展中得到实践,并且逐渐将女性从青春期至绝经后期的护理、健康教育,以及家庭照护纳入了妇科护理的范畴,将为生命各阶段、不同健康状况的女性提供更人性化的关怀及更个性化的服务。值得注意的是,我国人口年龄结构的变化、人口与计划生育法的修正、国际妇科护理的交流等因素都对我国妇科护理的发展前景产生着深远影响。

 知识链接

《中华人民共和国人口与计划生育法》的修正

2021年对《中华人民共和国人口与计划生育法》进行第二次修正。其中,将第十八条第一款修改为:"国家提倡适龄婚育、优生优育。一对夫妻可以生育三个子女。"将第三十三条改为第三十七条修改为:"医疗卫生机构应当针对育龄人群开展优生优育知识宣传教育,对育龄妇女开展围孕期、孕产期保健服务,承担计划生育、优生优育、生殖保健的咨询、指导和技术服务，规范开展不孕不育症诊疗。"

二、妇科护理的特点

（一）护理对象的特殊性

女性独特的生理特征、社会责任和家庭角色，决定了女性生理、病理和心理变化的复杂性。青春期女性，由于下丘脑－垂体－卵巢轴功能不成熟易出现月经异常，知识缺乏和情绪变化也可影响其身心健康；生育期是女性生殖功能和内分泌功能最旺盛的时期，这个时期的女性常常要面临孕育孩子等带来的身心压力，并因此出现各种健康问题；绝经过渡期的妇女可因雌激素、孕激素水平的波动或下降，出现月经紊乱、自主神经功能紊乱等问题，因此必须客观评估不同年龄阶段女性的生理、心理和社会特点，尽早开展健康教育。同时，妇科疾病的产生和转归与女性的身心健康、健康观念，以及家庭、社会的情感支持息息相关，故在护理过程中，既要顾及患者的健康，同时也应争取家属的支持和配合。

（二）妇科护理与多学科的联动性

妇科护理虽然主要涉及女性生殖系统，有其自身特点，但与其他学科也密不可分。譬如，女性月经的异常除了查找生殖系统的原因，还应注意有无内科疾病的影响；在实施妇科患者的治疗护理，需要运用护理学基础的操作技能；涉及妇科手术护理时，需要护理人员同时具备外科护理的知识和技能，严守无菌操作规程和消毒隔离制度，做好术前准备、术时配合和术后护理。此外，妇科护理还会与护理伦理学、职业道德与法律等学科知识产生关联。

三、妇科护理工作者的职责和素质要求

妇女的健康水平关系到全民族身体素质的提高，是衡量国家经济与社会发展状况的标准之一。树立现代护理理念，以女性健康为中心，根据其生理、病理、心理和社会需求，制订个性化的护理计划和健康教育方案，为妇科疾病患者及其家庭提供缓解痛苦、促进健康的护理活动，是每一位妇科护理工作者的基本职责。

基于妇科患者的特殊性、妇科护理的特点，要求妇科护理工作者应具备以下素质：

（一）职业道德修养

应有高度的事业心和责任感；遵循护理工作规范和护理质量评价标准；向服务对象提供真实可靠的信息；尊重妇科患者及其家属对健康照顾作决策的权利；尊重他人的文化、信仰；在工作中充分体现利他主义。

（二）身体素质和心理素质

面对妇科疾病"急"和"快"的特点，以及患者和家属的焦虑情绪，需要护理工作者既

要有强健的体格，又要处变不惊、沉着干练、乐观向上，给患者和家属以可信任和积极的感受。

（三）专业知识和技能修养

熟练掌握妇科护理的专业知识和技能，准确地评价、制订和实施护理计划；具有表达准确、逻辑清晰的书写能力；有运用所学知识主动实施健康教育的能力。

（四）人文知识修养

有较强的法律意识和法治观念，在涉及法律、道德、伦理的护理问题能保持正义、坚守原则；具有一定的心理学知识以便实施心理护理；能恰当运用语言或非语言的沟通技巧，与妇科患者及其家属建立相互信任的关系，与同事有良好的配合；仪态端庄、举止文明，树立良好的职业形象。

四、妇科护理的学习目的及方法

学习妇科护理的目的在于掌握妇科护理的基本理论、基本知识和基本技能。为将来能运用专业知识为女性提供预防疾病的健康教育，能运用护理技能、遵循护理程序向患者提供缓解痛苦、促进康复的整体护理打下坚实的基础。

妇科护理是一门实践性很强的学科，需要通过理论学习、技能训练和临床实习来达到学习的目的，学习的过程中应注重理论联系实际，并加强实践能力、职业素养和综合素质的培养。学习妇科护理除了考虑其专业性外，还应兼顾与临床护理的整体关系，注意以社会人文学科和基础医学学科知识为基础，并结合护理学基础、内科护理、外科护理、医学营养等学科知识进行学习，才能为各阶段不同健康状况的妇女提供优质的、全方位的护理服务。

五、妇科门诊及病区的护理管理

（一）妇科门诊的布局和设施

1. 布局　妇科门诊一般设在门诊的一端，附近有卫生间。其包括候诊区、诊断室、检查室、治疗室及休息室（允许男性陪伴）等场所。

2. 设施

（1）候诊区：是患者等待就诊的地方，除有专职护士外，还应有妇女保健知识的宣传单、画册、图文并茂的宣传栏或文化墙、多媒体播放设备等。

（2）妇科检查室和治疗室：是进行妇科检查、诊断、治疗、术前准备和实施护理的场所。对妇科检查室和治疗室的要求如下：

1）室内干净整洁，光线明亮，备有可移动的照明灯。

2）室内空气清新，有紫外线灯定时消毒，室温在 16～25℃为宜。

3）室内检查床之间有帘子或屏风遮挡。

4）妇科检查床上铺好一次性无菌巾,床旁备踏足凳,床尾配一转凳,床下放一污物桶。

5）室内安放储物柜,放置器械、药品和敷料等。常用的器械有无菌手套、一次性窥阴器和金属窥阴器(大小型号)、子宫颈钳、长镊子、血管钳、剪刀、卵圆钳、活体组织钳、子宫颈刮板、干燥玻片、子宫探针、刮匙、试管、标本瓶、弯盘、治疗盘、血压计、听诊器、注射器、体温计、放置污物的容器等。常用的药品有 1% 聚维酮碘液、75% 乙醇、生理盐水、10% 氢氧化钠、10%～20% 硝酸银、10% 甲醛、10% 肥皂液、无菌液状石蜡等。常用的敷料有纱布块、带线棉球、大小棉签、大小棉球、无菌巾等。

（二）妇科门诊的护理管理

1. 消毒

（1）室内应洁净整齐,每日定时通风,歇诊期间紫外线照射 30 分钟备用,每周彻底清洁消毒一次。

（2）检查、治疗使用的物品应分类整理,摆放整齐、位置固定,有文字注释物品名及基数;每日清点,及时补充已消耗的物品,可循环使用的器具及时消毒备用。

2. 护理

（1）妇科患者多有紧张、恐惧、害羞等心理,护理工作者接待患者应态度和蔼、主动周到,耐心解答患者的问题。

（2）护理工作者应提醒患者在妇科检查前排空膀胱,积极配合医生做好病史采集、体格检查、资料登记和物品整理。

（3）护理工作者应避免非工作人员和其他患者随意进出妇科诊室,应优先安排病情危重、年老体弱者就诊。

（4）无人陪伴或病情特殊的患者,必要时护理工作者应主动协助患者完成各项检查。

（5）需要反复多次诊治的患者,护理工作者应详细耐心地说明坚持复诊的必要性。

3. 宣传教育　在候诊区,利用宣传单、画册、图文并茂的宣传栏或文化墙、多媒体设备等进行妇女常见病、多发病的宣传,介绍妇女保健、优生优育、防癌普查等科普知识。

（三）妇科病区的布局和设施

1. 布局　妇科病区有护士站、病室、检查室、治疗室、污物处理室、盥洗室、开水间、卫生间等。病室分为危重病室和普通病室两种,危重病室靠近护士站。

2. 设施　病室内放置病床,病床间距离适当,中间有帘子相隔,每张病床旁有床头柜。病床床头有呼叫器、氧气管道、负压吸引等装置。房间内有电灯、电视、衣柜、桌椅等设施。

（四）妇科病区的护理管理

1. 环境要求　病区应安静、整洁、舒适、安全,病室应定时通风换气,地面、柜子表面、桌椅等设施每日湿法擦拭,必要时进行病室的消毒。夜间,病区和病室照明光线可调暗。

2. 护理管理

（1）接待新入院患者，根据病情急缓有序进行，护理工作者向患者或家属详细介绍病区管理制度、病区布局，协助患者完成住院手续的办理和病室入住事宜。

（2）工作中应体现良好的职业道德和业务素质，衣帽整齐、表情自然、态度和蔼，护理前后应洗手，检查用物应一人一具，避免交叉感染。

（3）每日的护理工作，依照护理常规进行，严格执行各项操作规程，规范记录各种医疗文书，及时、准确地执行医嘱；严格管理药品、物品，保证病区工作顺利进行；严格按规定分类处理污物，及时消毒，避免院内感染的发生。

（邓秋景　周　清）

思考题

1. 简述妇科护理的特点。
2. 简述妇科护理工作者应具备的职业素质。
3. 简述妇科病区的护理管理。

第二章 | 妇科护理病历

02章
02章 数字资源

学习目标

职业素养目标:具有与患者的沟通能力,能尊重患者,保护患者的隐私。

知识目标:掌握妇科病史采集的内容及妇科检查的护理配合。

熟悉妇科病史采集的方法及妇科检查前的准备和注意事项。

了解妇科检查的步骤。

能力目标:学会正确配合医生进行妇科检查与正确书写妇科护理病历。

妇科护理病历是运用护理程序对护理对象的全面资料进行收集、整理、判断、分析并形成的书面记录或电子记录。护理病历记录应当真实、客观、准确、及时、完整,字迹工整清晰,不涂改。目前全国大多数医院都采用表格化病历记录方法,也可用表格化电子病历记录。

第一节 妇 科 病 史

 工作情景与任务

导入情景:

王女士,已婚,30岁,外阴瘙痒,豆腐渣样白带3日。前来妇科门诊就诊。

工作任务:

1. 进一步收集完善患者的护理评估资料。

2. 指导王女士正确配合医生进行必要的各项检查。

一、妇科病史采集方法

病史采集是护士对患者进行护理评估必须掌握的基本技能,主要方法:

(一)问诊与观察

1. 问诊 护士通过耐心细致的询问,专注聆听患者陈述,获取患者生理、心理、社会、精神、文化等方面的信息,加以整理判断,形成完整准确的病史资料。询问病史语言应和蔼、亲切、无伤,有针对性,采用启发式、开放式提问,尊重患者,注意保护患者隐私,应避免暗示和主观臆测。交谈时应在安静、光线充足、温度适宜的环境中进行,尽量使交谈不受干扰。为了使收集的护理评估资料全面、真实、可靠,护士也可查阅患者随带的其他资料,或向其家属询问患者发病以来的情况、既往诊疗过程,从而指导护理计划的制订与护理措施的实施。问诊过程中可向患者简单重复一下谈话的重要内容澄清可能的错误,如患者有疑虑应及时进行解答指导。问诊结束时应感谢患者的信任与配合,与患者建立良好的医患合作性关系,共同面对病情。

2. 观察 护士通过仔细观察患者的病情变化,心理状况与社会支持系统,充分了解患者及家属对患者所患疾病的认知、态度、行为,运用"以人为核心"和"价值医学"的护理理念,全方位获取患者的相关信息和健康资料,仔细观察患者执行护理措施后的效果等,通过观察,判断患者目前存在哪些需要解决的护理问题。

(二)体格检查与辅助检查

1. 体格检查 主要包括全身检查、腹部检查、妇科检查。腹部检查是妇科护理评估的重点,妇科检查是妇科特有的检查。腹部检查包括视诊、触诊、叩诊和听诊 4 个部分,参照《健康评估》相关知识,不在本章节赘述。

2. 辅助检查 护士要遵医嘱配合医生做好患者的各项辅助检查,对患者辅助检查前应做的准备进行健康教育与指导。及时查阅患者的各种辅助检查结果,整理、分析、记录,并报告医生。妇科常用特殊检查见第十三章。通过体格检查与辅助检查对患者进行全面的护理体检,了解病情变化和发现存在的护理问题。

二、妇科病史内容

(一)一般资料

一般资料主要包括姓名、性别、年龄、籍贯、职业、民族、文化程度、婚姻状况、宗教信仰、家庭住址、工作单位、联系电话、身份证号码、医疗费用支付情况、入院时间、入院方式、资料来源、病史资料可靠程度等。若非患者本人陈述,应注明陈述者与患者的关系。

(二)主诉

患者就诊的主要感觉、明显的症状(或体征)及其持续时间。通过患者的主诉初步判断疾病的大致范围。如患者同时存在几种主要症状,则应按其发生的时间顺序进行书写,如主诉:停经 50 日,阴道流血 3 日,腹痛 4 小时。如若患者无任何自觉症状,仅为妇科普查时发现妇科疾病,主诉应该写为:普查发现"卵巢肿瘤"20 日。主诉表述内容应与现病史一致,记录简明扼要,反映主要问题。妇科患者的主诉常为外阴瘙痒、阴道流血、白带增多,下腹部包块、下腹痛、闭经或不孕等。

1. 阴道流血　为最常见的主诉之一。女性内生殖器官除卵巢以外,阴道、子宫、输卵管任何部位发生出血均可从阴道流出,因此除了正常月经,其他均称为"阴道流血"。阴道流血可表现为经量增多、持续阴道流血、停经后阴道流血、绝经后阴道流血、经间期出血及外伤后阴道流血等。

2. 白带异常　白带由阴道黏膜渗出液、子宫颈管及子宫内膜腺体分泌物等混合而成。异常包括黄色泡沫状稀薄白带、豆渣样或凝乳样白带、灰白色白带伴鱼腥味、血性白带、米泔水样白带伴臭味、脓样白带等。

3. 下腹痛　下腹痛为妇女常见症状。评估记录时应描述腹痛部位、性质、时间(是否有周期性)、腹痛伴随症状。例如:有无停经史、恶心、呕吐、发热、休克等。

4. 外阴瘙痒　应了解瘙痒部位、症状及特点,可为阵发性或持续性,一般夜间加重。

5. 下腹部包块　应了解肿块的部位、大小、性质、活动度、有无压痛等。

(三)现病史

现病史以患者主诉为中心,详细描述本次疾病发生、演变、诊疗及效果的全过程,按照主要症状出现的时间顺序进行询问及书写。要了解疾病的原因、诱因、起病时间、主要症状特点、伴随症状、发病后诊疗及护理的详细情况,以及睡眠、饮食、体重、大小便、生活自理能力、心理变化等情况。

(四)既往史

重点应了解与妇科和现病史有关的既往史、手术史。既往史内容包括既往一般健康状况、疾病史、传染病史、预防接种史、手术外伤史、输血史、药物过敏史。此外还要询问是否有疫区旅居史及目前居住地主要传染病史和地方病史。

(五)月经史

月经史包括初潮年龄、月经周期、持续时间、月经量及伴随症状,例如初潮 12 岁,月经周期 26～28 日,经期持续 3～5 日,可记录:12　3～5/26～28,通过询问每月使用卫生巾的数量了解月经量的多少;末次月经日期(LMP)或绝经年龄,绝经后有无阴道流血等。

(六)婚育史

结婚或再婚年龄、有无近亲结婚;男方健康情况及双方性生活情况等。妊娠与生育情况包括初孕和初产年龄,足月产、早产及流产次数以及现存子女数(可记录为:足月产－早产－流产－现存子女)。如足月产 2 次,无早产,流产 1 次,现存子女 1 人,生育史简写为"2-0-1-1",或用孕 3 产 2(G_3P_2)表示。记录分娩方式,有无难产史,新生儿出生情况,产后有无大量出血或感染史。自然流产或人工流产情况；末次分娩或流产日期。同时还需要询问目前采用何种避孕方法。

（七）家族史

了解患者的家庭成员包括父母、兄弟姐妹、子女的健康状况。询问家族中有无遗传病史，有无糖尿病、高血压、肿瘤等与遗传有关的疾病以及传染病史（如结核等）。

（八）个人史

询问患者出生地、生活和居住状况，有无烟酒等个人特殊嗜好及吸毒史等。

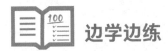 **边学边练**

请同学们进行角色扮演，进一步收集完善王女士的护理评估资料。

第二节　妇科检查

妇科检查包括对外阴、阴道、子宫颈、子宫体、双侧附件的检查。妇科检查涉及患者隐私部位的充分暴露，检查前应做好解释工作，告知患者可能出现的不适，关心患者，动作轻柔，应当特别注意保护患者隐私，冬天做好保暖。患者主要在妇科检查室进行检查，检查床保持相对独立。

一、妇科检查前准备及注意事项

妇科检查前准备包括：

1. 因膀胱位于子宫正前方，检查前嘱咐患者排空膀胱。

2. 指导或协助患者取膀胱截石位。

3. 检查用物应保证"一人一物"，每检查一人，应更换一块臀垫、无菌手套和检查器械，以防交叉感染。

4. 月经期或有阴道流血者一般不做阴道检查，如为阴道异常出血必须检查者，应严格消毒外阴阴道，使用无菌手套，以防发生感染。

5. 对无性生活患者禁行阴道检查，禁用阴道窥器，可行腹部－直肠双合诊检查。如确需检查，应向患者及家属说明情况，并征得本人和家属签字同意后方可进行。

6. 男护士进行检查时，必须有其他女性医务人员在场，以避免患者紧张心理和发生误会。

7. 检查时需采集的标本如阴道分泌物、子宫颈刮片等应备好用物，采集完成后及时送检以免影响结果。

8. 对年龄大、体质虚弱的患者应协助其上、下检查床，遇到危重或不宜搬动的患者可在病床上检查,检查时应观察其血压、脉搏、呼吸的变化,配合医生积极抢救以免延误诊治。

9. 疑有盆腔病变的腹壁肥厚、高度紧张、检查不合作或未婚患者,若妇科检查不满意时,可用 B 型超声检查,必要时可在麻醉下进行妇科检查。

二、妇科检查的方法及步骤

1. 体位　患者取膀胱截石位,仰卧在妇科检查床上,两手平放于身体两侧或上腹部,使腹壁肌肉放松,便于检查(图 2-1)。

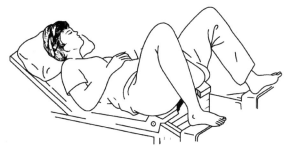

图 2-1　妇科检查体位

2. 外阴部检查　观察外阴的发育、阴毛分布、有无畸形,外阴皮肤有无充血、水肿、溃疡、赘生物或肿块,注意外阴皮肤和黏膜色泽及质地变化,有无增厚、变薄或萎缩。用左手拇指和示指分开小阴唇,暴露阴道前庭、尿道口和阴道口,观察阴道口周围黏膜色泽及有无赘生物,处女膜是否完整。必要时嘱患者用力向下屏气,观察有无阴道前后壁膨出、尿失禁及子宫脱垂等。

3. 阴道窥器检查　选择适当大小型号的阴道窥器。放置前将两叶合拢,表面涂润滑剂,以利于插入阴道,如需取阴道分泌物等标本则不宜涂润滑剂。当放置阴道窥器时,检查者以左手拇指与示指分开小阴唇,暴露阴道口(图 2-2),右手持阴道窥器沿阴道后侧壁斜行缓慢插入阴道内,边推边旋转,送至阴道顶端转平,逐渐张开两叶(图 2-3),直至暴露子宫颈。旋转窥器观察阴道黏膜有无充血、糜烂样改变、赘生物;注意阴道分泌物量、颜色、性状、气味;固定阴道窥器于阴道内(图 2-4),观察子宫颈大小、色泽、外口形状,注意有无糜烂样改变、裂伤、外翻、息肉或有无接触性出血等。需做子宫颈刮片、白带检查者,留取送检标本,检查完毕,合拢阴道窥器两叶,缓慢退出。

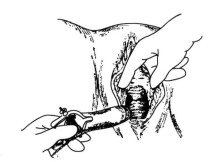

图 2-2　暴露阴道口

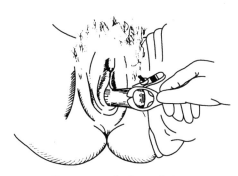

图 2-3　放置阴道窥器

4. 双合诊　是妇科检查最常用、最重要的方法。检查者一手的两指或一指放入阴道,另一手手指略弯曲在腹部配合检查,称为双合诊。检查者戴无菌手套,右手(或左手)食指和中指蘸润滑剂,沿阴道后壁轻轻插入,检查阴道通畅度、深度、弹性、有无先天畸形、结节、肿块及后穹隆有无饱满感等情况;触诊子宫颈的大小、形状、硬度及子宫颈外口情况，有无接触性出血和子宫颈举痛；将阴道内两指放在子宫颈后方手指向上向前方抬举子宫颈，放在腹部的手指掌心朝下，手指略弯曲向下按压，两手配合，扪清子宫位置、大小、形状、质地、活动度和有无压痛等（图2-5）。扪清子宫后，两手分别向左右两侧移动，扪触附件，了解有无肿块、压痛。若触及肿块应扪清肿块大小、形状、软硬度、活动度、边缘以及与子宫的关系以及有无压痛等。

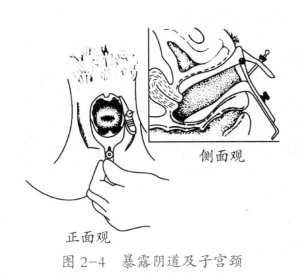

侧面观

正面观

图2-4　暴露阴道及子宫颈　　　　　图2-5　双合诊检查

5. 三合诊　经直肠、阴道、腹部联合检查称三合诊，即一手示指在阴道内，中指在直肠内，另一手在腹部配合检查。目的是查清子宫后方，盆腔后半部的情况（图2-6）。

6. 直肠-腹部诊　指经直肠和腹壁的联合检查。检查者将一手示指沾肥皂水进入直肠，另一手在腹部配合检查，了解盆腔情况（图2-7）。其适用于未婚妇女、阴道闭锁或月经期不宜行双合诊检查的患者。

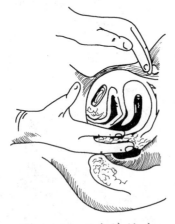

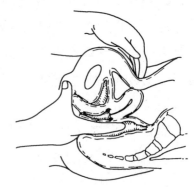

图2-6　三合诊检查　　　　　图2-7　直肠-腹部诊检查

7. 妇科检查结果记录　妇科检查结束后按照顺序记录检查结果。

外阴：发育情况、阴毛分布形态、婚产类型、有特殊情况详细记录。

阴道：有无畸形，是否通畅，黏膜情况、分泌物量、颜色、有无异味、性状。

宫颈：大小、硬度，有无糜烂样改变、撕裂、息肉、囊肿，有无接触性出血和子宫颈举痛等。

宫体:位置、大小、硬度、活动度、有无压痛等。

附件:有无块状物、增厚、压痛。如扪及肿块,记录其位置、大小、表面光滑与否,有无压痛,与子宫及盆壁关系。左右两侧分别记录。

三、妇科检查的护理配合

(一)评估患者对妇科检查的心理社会状况

评估患者的认知、情感与应激、健康行为、自我概念、价值观等精神心理状况,患病后社会支持系统及应对能力状况;妇科检查中的暴露常常使患者感到害羞、困扰,或将检查与性联想起来产生罪恶感。也可能因为以往不愉快的经历使患者对妇科检查产生畏惧,拖延或拒绝接受妇科检查。通过评估,了解患者存在的心理社会问题,恰当地进行心理疏导,解除心理障碍,调动其应对困难的积极性,更好地配合治疗。

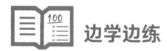 边学边练

请同学们进行角色扮演,指导王女士正确配合医生进行妇科检查。

(二)护理配合措施

1. 心理护理　护理人员要热情接待患者,做到态度和蔼,语言亲切,关心体贴,使其尽量放松。耐心向患者解释检查方法、目的及注意事项。消除患者紧张、羞怯心理,用屏风做好遮挡,注意保护患者的隐私,取得患者的信任与配合。冬季应注意保暖,保证检查室温度适宜。

2. 用物准备　照明灯、无菌手套、阴道窥器、无齿长镊子、无菌持物钳、臀垫、消毒敷料、生理盐水、液状石蜡、污物桶、内盛消毒液的器具浸泡盆等。

3. 患者准备　检查前嘱咐患者排空膀胱,必要时先导尿。大便充盈者应在排便或灌肠后进行。在检查床上铺消毒臀垫,取膀胱截石位,协助患者脱去一侧裤腿,仰卧于检查台上,两手平放于身体两侧或上腹部,腹部放松。经期或异常阴道出血必须行阴道检查者,配合医生做好外阴、阴道的严格消毒。

4. 预防交叉感染　护理人员衣帽整齐,护理操作前后均应洗手,每检查完一人,及时更换置于臀下垫单或纸巾、无菌手套和检查器械,检查、治疗用物一人一物,以防交叉感染,尽量使用一次性用物,需要重复使用的器械应进行消毒处理。

　　本章重点学习了病史采集方法与内容,妇科检查的准备、注意事项、检查步骤与护理配合。病史采集是疾病诊治和护理患者的重要步骤,也是与患者建立关系的重要环节,要做到尊重患者隐私,沟通语言亲切和蔼。病史采集方法有问诊与观察、体格检查与辅助检查;病史内容有一般资料、主诉、现病史、既往史、月经史、婚育史、家族史与个人史。主诉和现病史是病史资料中的重点,阴道出血是妇科患者最常见的主诉,对该类患者应特别重视对月经史的询问,相同的症状可由不同的妇科疾病所引起,因此收集的病史资料需准确完整。妇科检查是女性生殖器官疾病诊断的重要手段,妇科检查涉及患者隐私,检查前应向患者做好解释,关心体贴患者,动作轻柔,并按规范进行。学习与患者良好有效沟通是本章难点,应重视角色扮演练习。

（周　清）

 思考题

　　张婆婆,70 岁,绝经 20 年,1 年前无明显诱因出现阴道不规则流血,量少,色淡红,持续 7 日,出血自行停止,其后间断出现阴道不规则出血,2 个月以来出现下腹部不适,伴消瘦来院就诊。

工作任务:

1. 进一步收集完善患者的护理评估资料。
2. 指导张婆婆正确配合医生进行妇科检查。

第三章 | 生殖系统炎性疾病患者的护理

03章
03章 数字资源

学习目标

职业素养目标:具有与患者沟通的能力,能尊重患者、保护患者的隐私。

知识目标:掌握外阴、阴道、子宫颈及盆腔炎性疾病的病因、常用检查方法和临床意义。

熟悉女性生殖系统自然防御功能;生殖系统炎症病原体、传染途径、发展与转归。

能力目标:学会根据不同的女性生殖系统炎症患者,制订相应的护理措施。

第一节 概 述

女性生殖系统炎症是妇科常见病,生育期多见,主要有外阴炎、阴道炎、子宫颈炎、盆腔炎等,其中阴道炎和子宫颈炎最为多见。

一、女性生殖系统的自然防御功能

女性生殖器官具有比较完善的自然防御功能,对感染具有一定防御能力。

1. 外阴　两侧大阴唇自然合拢,遮盖阴道口及尿道口,防止污染。

2. 阴道　自然状态下,阴道口闭合,阴道前后壁紧贴,较少微生物侵入;生理情况下,阴道上皮在雌激素作用下增生变厚,可抵抗病原体入侵,上皮细胞中富含糖原,在乳酸杆菌作用下分解为乳酸,维持阴道酸性环境(pH 值为 3.8～4.4),称为阴道自净作用。

3. 子宫颈　子宫颈阴道部覆盖复层鳞状上皮,子宫颈内口紧闭,内膜分泌黏液形成黏液栓堵塞子宫颈管,防止外界污染及病原体侵入上生殖道。

4. 子宫内膜　月经来潮子宫内膜周期性剥脱,有利于防止宫腔感染。

5. 输卵管　输卵管黏膜上皮细胞的纤毛向宫腔方向摆动及输卵管蠕动,阻止病原体侵入。

6. 免疫系统　女性盆腔淋巴组织丰富,具有防御作用。

女性生殖系统虽具有自然防御功能,但外阴、阴道与肛门、尿道邻近,易感染。阴道又是性交、分娩及宫腔操作的必经之路,易损伤。此外,女性在特殊生理时期(月经期、妊娠期、分娩期、产褥期及绝经过渡期)可因防御功能下降及外界病原体入侵而引起炎症。

二、病 原 体

1. 细菌　多为化脓菌,如链球菌、葡萄球菌、大肠埃希菌、厌氧菌、变形杆菌、淋病奈瑟球菌、结核分枝杆菌等。

2. 原虫　阴道毛滴虫最常见,其次阿米巴原虫。

3. 真菌　以白念珠菌为主。

4. 病毒　如疱疹病毒、人乳头瘤病毒多见。

5. 螺旋体　如梅毒螺旋体。

6. 衣原体　沙眼衣原体多见,常导致输卵管黏膜结构及功能异常,引起盆腔广泛粘连。

7. 支原体　为正常阴道菌群的一种,在一定条件下可引起生殖器疾病。

三、传 染 途 径

1. 沿生殖道黏膜上行蔓延　病原体由外阴侵入阴道,沿黏膜上行,经过子宫颈、子宫内膜、输卵管黏膜到达卵巢及腹腔,是非妊娠期、非产褥期盆腔炎性疾病的主要感染途径。葡萄球菌、淋病奈瑟球菌、沙眼衣原体多沿此途径蔓延。

2. 经血液循环播散　病原体先侵入身体其他器官组织,再通过血液循环侵入生殖器官。此为结核分枝杆菌感染的主要传播途径(图3-1)。

3. 经淋巴系统蔓延　病原体由外阴、阴道、子宫颈及子宫体等创伤处的淋巴管侵入盆腔结缔组织、子宫附件与腹膜。链球菌、大肠埃希菌、厌氧菌多沿此途径感染。它是产褥感染、流产后感染及节育手术后感染的主要传播途径(图3-2)。

4. 直接蔓延　腹腔脏器感染后直接蔓延到内生殖器,如阑尾炎引起右侧附件炎。

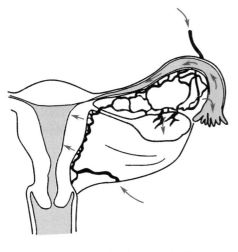
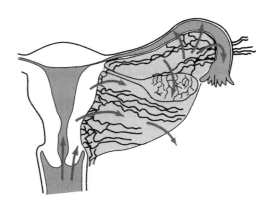

图 3-1　炎症经血行蔓延　　　　　　图 3-2　炎症经淋巴系统蔓延

四、炎症的发展与转归

1. 痊愈　当患者抵抗力强、病原体致病力弱或及时、有效治疗,病原体能完全被消灭,炎症被控制,炎性渗出物和坏死组织被溶解吸收,通过周围正常细胞的再生,可以完全恢复原来的组织结构和功能,患者痊愈。

2. 迁延为慢性炎症　炎症治疗不及时、不彻底或病原体对抗生素不敏感,机体防御功能和病原体的作用处于相持状态,不断地损伤组织造成炎症迁延不愈。当机体防御功能增强或治疗方法恰当,慢性炎症可被控制并逐渐好转,但一旦机体抵抗力降低,慢性炎症可急性发作。

3. 扩散与蔓延　当患者抵抗力低下、病原体致病力强、数量多的情况下,炎症可经淋巴、血行扩散或蔓延到邻近器官和全身组织器官,严重时形成败血症、脓毒血症,危及生命。

第二节　外阴部炎性疾病患者的护理

工作情景与任务

导入情景:

王女士,41 岁,因外阴肿胀、疼痛 2 日就诊。近 1 个月自觉外阴瘙痒、偶有灼热感,自行购买"洁尔阴洗剂"处理,近 2 日发现外阴一侧肿胀、疼痛、渐加剧,行走困难,伴发热,体温 38.5℃,妇科检查:外阴红肿,左侧大阴唇肿胀,皮肤红,局部发热,触痛明显,波动感明显。

工作任务：

1. 请分析引起王女士该疾病的原因。
2. 请配合医生对王女士进行护理。
3. 对王女士进行健康教育。

外阴部炎症包括非特异性外阴炎和前庭大腺炎。

一、非特异性外阴炎性疾病

【概述】

非特异性外阴炎是由物理、化学因素而非病原体所致的外阴皮肤或黏膜的炎症。常见病因有阴道分泌物刺激、尿液、粪便污染；炎性分泌物刺激外阴黏膜与皮肤等。此外，穿紧身化纤内裤、月经垫透气性差、外阴不洁等均可引起外阴部炎症。

【护理评估】

（一）健康史

询问患者年龄，了解可能的诱发因素，有无分泌物、尿液、粪便刺激等。

（二）身体状况

1. 症状　外阴瘙痒、疼痛、红肿、灼热，于性交、活动、排尿、排便时加重。

2. 体征　妇科检查见外阴局部充血、肿胀、糜烂，常有抓痕，严重者形成溃疡或湿疹。慢性炎症者，外阴局部皮肤增厚、粗糙、皲裂，甚至苔藓样变。

（三）心理－社会状况

外阴局部不适可能影响工作、休息、性生活而焦虑。涉及患者隐私，患者可能因羞怯未能及时就医，转为慢性。

（四）辅助检查

常规行阴道分泌物检查，糖尿病者查尿糖。

（五）治疗原则

去除病因，保持外阴清洁干燥，以坐浴、涂抹抗生素局部治疗为主。

【常见护理诊断／问题及护理目标】

常见护理诊断／问题	护理目标
1. 皮肤完整性受损　与炎症刺激引起的局部瘙痒有关	皮肤完整性恢复
2. 舒适度减弱　与外阴瘙痒、疼痛、分泌物增多有关	舒适度好转
3. 焦虑　与影响正常生活或者治疗效果不佳有关	焦虑减轻

【护理措施】

（一）专科护理

局部 1% 聚维酮碘液或 1∶5 000 高锰酸钾溶液坐浴,水温 40℃,每次 15～30 分钟,每日 1～2 次,5～10 日一个疗程,护士进行坐浴指导,阴道出血、经期、孕妇及分娩后 7 日内禁止坐浴。若有溃疡可用抗生素软膏涂抹,急性期患者可选用局部物理治疗。

（二）心理护理

关心患者,告知患者有关疾病治疗的进展和疗效,消除患者的心理负担。

（三）健康教育

1. 保持外阴清洁、干燥,每日清洁外阴。

2. 穿纯棉内裤,勤更换,养成良好生活习惯。

3. 禁食辛辣刺激食物。

4. 外阴部禁止搔抓,勿用刺激性药物或肥皂擦洗。

5. 加强疾病预防知识宣教。

【护理评价】

1. 受损的皮肤是否修复,完整性改善。

2. 瘙痒、疼痛等症状是否减轻、消失,舒适度改善、恢复。

3. 患者对该疾病的认知、健康教育知识有正确的认识,焦虑减轻。

二、前庭大腺炎性疾病

【概述】

前庭大腺炎为病原体侵入前庭大腺导致的炎症,包括急性前庭大腺炎、前庭大腺脓肿和前庭大腺囊肿。前庭大腺位于两侧大阴唇后 1/3 深部,腺管长 1～2cm,腺管口开口于处女膜与小阴唇之间。不洁性交、流产、分娩及创伤时,易发生炎症。育龄妇女多见,幼女、绝经后妇女少见。

当炎症发生时,病原体首先侵犯腺管导致前庭大腺导管炎,腺管开口部阻塞、分泌物积聚于腺腔,继而发生感染,形成前庭大腺脓肿。前庭大腺囊肿是炎症消退,脓液吸收后被黏液分泌物所替代而形成的一种慢性病变状态,脓肿、囊肿可反复交替发作。

【护理评估】

（一）健康史

了解有无反复外阴感染史、评估卫生习惯。

（二）身体状况

1. 症状　多为一侧。初期局部肿胀、疼痛、灼热感、行走不便。

2. 体征　检查见局部皮肤红肿、发热、压痛明显。患侧前庭大腺开口处可见白色脓点。脓肿形成(直径 3～6cm),疼痛加剧,触及波动感。在脓肿压力大时,自行破溃而自愈,破口小,引流不畅,炎症持续不消退。

📖 边学边练

小组讨论学习,引起王女士患该疾病的原因是什么?

(三)心理-社会状况

外阴疼痛不适影响工作、休息、性生活而焦虑、烦躁。患者可因前庭大腺囊肿易复发、久治不愈而忧虑。

(四)辅助检查

常规行阴道分泌物检查。

(五)治疗原则

急性前庭大腺炎选择有效抗生素控制,脓肿或囊肿形成后可切开引流或行造口术。

【常见护理诊断/问题及护理目标】

常见护理诊断/问题	护理目标
1. 疼痛　与局部炎性刺激有关	疼痛减轻
2. 皮肤完整性受损　与脓肿自行溃破或手术有关	皮肤完整性恢复
3. 知识缺乏:缺乏外阴清洁知识和预防炎症发生的知识	掌握一定的疾病防治知识

【护理措施】

(一)专科护理

1. 急性发作期,卧床休息,取健侧卧位,保持外阴清洁干燥。
2. 遵医嘱给予抗生素及镇痛剂,也可使用清热解毒中药局部热敷或坐浴。
3. 脓肿形成,行切开引流或造口术,局部放置引流条,每日更换。
4. 外阴用 1% 聚维酮碘溶液或 1:5 000 高锰酸钾溶液棉球擦洗,每日 2 次。
5. 伤口愈合后改坐浴。

📖 边学边练

小组讨论学习,护士对王女士所患疾病的护理措施有哪些?

(二)心理护理

关心患者,告知患者有关疾病治疗的进展和疗效,消除患者的心理负担。

(三)健康教育

1. 坐浴时注意溶液浓度、温度及坐浴时间。

2. 月经期禁止坐浴,治疗期间禁止性生活。

 边学边练

小组讨论学习,针对王女士的疾病进行健康教育。

【护理评价】

1. 疼痛是否减轻、消失。

2. 受损的皮肤是否修复,完整性改善。

3. 患者对该疾病的认知、健康教育知识有正确的认识。

第三节　阴道炎性疾病患者的护理

一、滴虫性阴道炎患者的护理

工作情景与任务

导入情景:

刘女士,28岁,出差返回后自述阴道分泌物增多1周,外阴瘙痒,伴灼热感。妇科检查:外阴有抓痕,阴道黏膜散在出血点,后穹隆见大量稀薄泡沫状分泌物,有臭味。

工作任务:

1. 请分析引起刘女士该疾病的原因。

2. 请配合医生对刘女士进行护理。

3. 请对刘女士进行健康教育。

【概述】

（一）病因

滴虫阴道炎是由阴道毛滴虫引起的阴道炎（图3-3）。滴虫不仅寄生于阴道,还能侵入尿道或尿道旁腺,甚至侵入膀胱、肾盂以及男性包皮褶皱、尿道或前列腺中。滴虫适宜在25~40℃、pH值5.2~6.6潮湿环境中生存,pH值5以下或pH值7.5以上环境中不生长。月经前后阴道pH值发生变化,月经后接近中性,隐藏的滴虫得以繁殖,滴虫能消耗或吞噬阴道上皮细胞内的糖原,阻碍乳酸生长,阴道pH值升高,引起炎症发作。

（二）传播方式

1. 直接性交传播　主要传播途径,男性感染滴虫后无症状,易成为感染源。

2. 间接传播　经公共浴池、浴盆、游泳池、厕所、便盆、衣物、器械及敷料等间接传染。

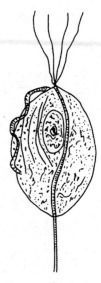

图 3-3　阴道毛滴虫

【护理评估】

（一）健康史

询问既往阴道炎病史，了解有无不洁性生活史，有无与污染的浴盆、浴巾、衣物、坐便器、医疗器械及辅料等接触史。

（二）身体状况

1. 症状　潜伏期 4～8 日，25%～50% 患者感染初期无症状，典型症状是白带增多，灰黄色、稀薄、泡沫状。若伴厌氧菌感染白带呈脓性、有臭味。若伴外阴瘙痒，可有局部灼热、疼痛、性交痛，若尿道口感染，可有尿频、尿痛，有时见血尿。阴道毛滴虫能吞噬精子，影响精子在阴道内生存，可引起不孕。少数滴虫感染者无症状称带虫者。

2. 体征　检查时可见阴道黏膜充血，严重时有散在的出血点，甚至子宫颈有出血斑点，形成"草莓样"子宫颈。后穹隆可有大量呈黄绿色稀薄液体或脓性泡沫状分泌物。

边学边练

小组讨论学习，引起刘女士患该疾病的原因是什么？

（三）心理－社会状况

有些患者因怕羞或不重视而延误治疗，因局部不适影响工作、生活，对治疗是否彻底、是否会反复发作而焦虑。

（四）辅助检查

1. 生理盐水悬滴法　具体方法：阴道后穹隆取少量分泌物，混于玻片上的生理盐水中，低倍镜下找滴虫。阳性率为 60%～70%。

2. 培养法　适于症状典型而悬滴法未见滴虫者，可用培养基培养，其准确率可达 98% 左右。

（五）治疗原则

消灭传染源，及时发现和治疗带虫者，切断传染途径，遵医嘱用药。

1. 全身用药　口服甲硝唑，治愈率为 90%～95%。口服甲硝唑 400mg，每日 2 次，7 日为一疗程。初次感染者可单次口服甲硝唑 2g，可达同样治疗效果。

2. 局部用药　1% 乳酸或 0.1%～0.5% 醋酸溶液阴道灌洗后，每晚阴道放入甲硝唑泡腾片 200mg，7～10 日为一疗程。

【常见护理诊断 / 问题及护理目标】

常见护理诊断 / 问题	护理目标
1. 舒适度改变　与外阴瘙痒有关	舒适度增加
2. 焦虑　与治疗效果不佳,反复发作有关	焦虑减轻
3. 皮肤完整受损　与分泌物刺激、搔抓或用药不当有关	皮肤完整
4. 知识缺乏:缺乏性卫生知识和疾病有关知识	正确认知

【护理措施】

（一）专科护理

1. 指导患者自我护理　忌辛辣等刺激性食物、戒酒;保持外阴清洁、干燥,注意个人卫生,避免搔抓外阴以免皮肤破损;治疗期间禁止性生活、坐浴及洗涤用物应煮沸消毒5～10分钟以消灭病原体,避免交叉感染。

2. 指导配合检查　告知患者取分泌物前24～48小时避免性交、阴道灌洗或局部用药,分泌物取出后及时送检。

3. 疾病护理

（1）遵医嘱用药。

（2）告知药物使用注意事项:偶见胃肠道反应,如恶心、呕吐、食欲缺乏;甲硝唑用药期间及停药24小时内、替硝唑用药期间及停药72小时内禁止饮酒;甲硝唑可通过胎盘,故孕20周前禁用此药;因其可从乳汁中排泄,哺乳期不宜用药,如需全身用药,则服用甲硝唑期间及服药后12～24小时内不宜哺乳,替硝唑服药后3日不宜哺乳。月经期暂停坐浴、阴道冲洗和阴道给药。

（3）性伴侣同时治疗,治疗期间禁止性交。

📖 边学边练

小组讨论学习,针对刘女士应如何进行护理?

（二）心理护理

患者常因治疗效果不佳致反复发作而烦躁,担心性伴侣不愿意同时治疗而焦虑,应对其进行心理护理,安慰患者,解释疾病原因、治疗护理方法及护理措施,鼓励积极配合并参与护理,增强其战胜疾病信心。

（三）健康教育

1. 解释坚持治疗的重要性　治疗后复查滴虫阴性时,仍应于下次月经后再巩固1～2个疗程,巩固疗效。

2. 强调治愈标准及随访要求　滴虫性阴道炎常于月经后复发,故应每次月经后复查阴道分泌物,若 3 次检查均为阴性,方为治愈。

 边学边练

小组讨论学习,针对刘女士的疾病进行健康教育。

【护理评价】
1. 患者阴道分泌物正常,皮肤完整性恢复,舒适度增加,症状消失。
2. 患者解除焦虑,积极配合治疗护理,过程顺利。

二、外阴阴道假丝酵母菌病患者的护理

工作情景与任务

导入情景:

张女士,38 岁,已婚,因外阴瘙痒、分泌物增多 1 周就诊。10 日前因胆道感染住院,应用抗生素近 1 周,白带增多呈白色、豆渣样。妇科检查:阴道黏膜充血明显,表面有白色膜状物覆盖,擦去后露出红肿黏膜面。子宫颈光滑子宫正常,双附件未及异常。

工作任务:
1. 请分析引起张女士该疾病的原因。
2. 配合医生对张女士进行护理。
3. 请对张女士进行健康教育。

【概述】

外阴阴道假丝酵母菌病是由念珠菌引起的常见外阴阴道炎症,80%～90% 的病原体为白念珠菌。10%～20% 为非白念珠菌引起。

（一）病因

白念珠菌感染的患者阴道 pH 值为 4.0～4.7,一般 <4.5。该菌对热抵抗力低,加热至 60℃ 1 小时即可死亡,对干燥、日光、紫外线及化学制剂等抵抗力比较强。

白念珠菌是条件致病菌,10%～20% 非孕妇女及 30% 孕妇阴道内有此菌寄生,量少,不引起症状。常见诱因:①长期使用抗生素,抑制乳酸菌生长,有利于白念珠菌繁殖;②妊娠期及糖尿病者,阴道内糖原增加,酸度增加,有利于白念珠菌生长;③大量使用免疫抑制剂或者免疫缺陷综合征,使机体抵抗力下降;④其他如应用高雌激素避孕药、肥胖等。

（二）传播方式

1. 内源性感染　为主要感染途径。白念珠菌除了作为条件致病菌寄生于阴道外,还可寄生于人的口腔、肠道,条件适宜即可致病。

2. 性交传播　少数患者可通过性交直接传染。

3. 间接传播　极少数可因接触而传染。

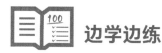 边学边练

小组讨论学习,引起张女士引起该疾病的原因是什么?

【护理评估】

（一）健康史

了解患者是否处于妊娠期、是否患有糖尿病,有无长期使用雌激素、抗生素或免疫抑制剂。

（二）身体状况

1. 症状　外阴瘙痒和白带增多是最主要的症状。重者奇痒难耐,坐卧不安,可伴有烧灼痛、尿频、尿痛及性交痛。典型白带特征为白色稠厚或豆渣样白带。

2. 体征　妇科检查可见外阴红肿,常伴有皮肤抓痕,严重者皮肤皲裂。小阴唇内侧、阴道黏膜充血并附着白色膜状物,擦除后露出红肿黏膜面。有时可见糜烂及浅表溃疡。

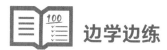 边学边练

说出外阴阴道假丝酵母菌病的典型临床表现。

（三）心理－社会状况

患者常因治疗效果不佳致反复发作而烦躁,因影响患者日常生活、工作、家庭而焦虑。患者文化水平和接受能力,影响对疾病和治疗方案的了解及接受程度。

（四）辅助检查

1. 湿片检查　取少许凝乳状阴道分泌物放在盛有10%氢氧化钾或生理盐水的玻片上,混匀后在显微镜下找到芽孢和假菌丝。

2. 培养法　取分泌物前24～48小时避免阴道灌洗、局部用药或性交,取分泌物时窥器不涂润滑剂,分泌物取出立即送检。

3. pH值测定　pH值<4.5,可能为单纯念珠菌感染,若pH值>4.5,且涂片中有大量白细胞,可能存在混合感染,尤其是细菌性阴道病等混合感染。

（五）治疗原则

1. 消除诱因　积极治疗糖尿病,及时停用广谱抗生素、雌激素等。

2. 局部用药　首选 2%～4% 碳酸氢钠溶液坐浴或冲洗阴道并阴道局部用药。

【常见护理诊断 / 问题及护理目标】

常见护理诊断 / 问题	护理目标
1. 疼痛　与外阴瘙痒后搔抓、局部炎性刺激有关	疼痛减轻
2. 皮肤完整性受损　与外阴瘙痒后搔抓、分泌物刺激有关	皮肤完整性恢复
3. 知识缺乏:缺乏外阴清洁知识和预防炎症发生的知识	掌握一定的疾病防治知识

【护理措施】

（一）专科护理

1. 指导患者自我护理　保持外阴清洁、干燥,勿搔抓局部皮肤;勤换内裤,内裤和坐浴用物应煮沸 5～10 分钟消毒,注意性卫生,以避免交叉感染和反复感染;消除诱因,如治疗糖尿病,停用广谱抗生素及免疫抑制剂等。

2. 指导患者正确用药

（1）局部用药:指导患者放药前,用 2%～4% 碳酸氢钠溶液坐浴或阴道冲洗,改善阴道内环境,抑制念珠菌生长,局部使用栓剂,如咪康唑栓剂(每晚 200mg,连用 7 日,或每晚 400mg,连用 3 日,或 1 200mg 单次)、克霉唑栓剂或制霉菌素栓剂(每晚 10 万 U,连用 10～14 日),指导患者正确阴道给药方式。坐浴或阴道冲洗后放置于阴道后穹隆部效果更佳。

（2）全身用药:不能耐受局部用药、未婚妇女、不愿采用局部治疗者,可选用口服药,常用药物有氟康唑 150mg,顿服;或伊曲康唑 200mg,每日 1 次,共 3～5 日。密切观察有无不良反应。

 知识链接

复发性念珠菌病治疗

一年内发作 4 次以上称为复发性念珠菌病,对此类患者应及时治疗,并检查是否合并滴虫性阴道炎、细菌性阴道病、艾滋病等其他感染性疾病。抗真菌治疗分为初始治疗和维持治疗,初始治疗达到真菌学阴性后开始维持治疗。在维持治疗前应做真菌培养确诊,治疗期间定期复查,检测疗效及药物副作用,出现副作用后应及时停药。

3. 妊娠期合并感染者护理　以局部用药为主,可选用克霉唑栓剂、制霉菌素栓剂等阴道给药,禁止口服唑类药物。

边学边练

小组讨论学习,护士对张女士所患疾病的护理措施有哪些?

(二)心理护理

鼓励患者积极配合并坚持治疗,做好解释工作,增强其战胜疾病的信心。

(三)健康教育

1. 加强健康教育　积极治疗糖尿病,合理使用抗生素、雌激素及糖皮质激素。

2. 指导个人卫生　每日清洗外阴、勤换内裤,清洗个人内裤用单独的盆,患者的内裤和毛巾应煮沸消毒。

3. 性伴侣治疗　无需对性伴侣常规治疗,但性伴侣应排除有无念珠菌感染,阳性者应同时积极治疗,性交时应使用避孕套,以防感染。

 边学边练

小组讨论学习,针对张女士的疾病进行健康教育。

【护理评价】

1. 患者皮肤、黏膜完整性修复,瘙痒、灼痛症状消失。

2. 患者舒适度增加。

3. 患者积极配合治疗。

三、萎缩性阴道炎患者的护理

工作情景与任务

导入情景:

谢女士,58岁,绝经4年,因外阴瘙痒、阴道分泌物增多1周就诊。阴道分泌物稀薄,淡黄色。妇科检查:阴道呈萎缩性改变,上皮萎缩,阴道黏膜充血明显。子宫颈光滑,子宫正常,双附件未及异常。

工作任务:

1. 请分析引起谢女士该疾病的原因。

2. 请配合医生对谢女士进行护理。

3. 对谢女士进行健康教育。

【概述】

萎缩性阴道炎常见于绝经后妇女,也可见于产后闭经或药物假绝经治疗的妇女,卵巢功能减退,雌激素水平降低,致局部抵抗力下降,病菌易入侵并繁殖引起炎症。

妇女绝经后、手术切除卵巢或盆腔放射治疗后,雌激素水平降低,阴道上皮萎缩,黏膜变薄,上皮细胞糖原减少,阴道内 pH 值增高,阴道自净作用减弱,致使病菌易入侵并繁殖,引起炎症。

【护理评估】

(一)健康史

了解患者的年龄、月经史、是否绝经、绝经时间。询问患者有无卵巢手术史,有无盆腔放射治疗史。

(二)身体状况

1. 症状　外阴灼热、瘙痒、阴道分泌物稀薄、淡黄色,合并感染时有脓血性白带,伴臭味,偶有尿频、尿痛、尿失禁。

2. 体征　妇科检查可见阴道皱襞消失、萎缩、上皮菲薄、充血,表面可有散在出血点,严重时可形成表浅溃疡。阴道呈萎缩性改变,严重者阴道粘连、狭窄,导致阴道闭锁。若炎症分泌物引流不畅可形成阴道积脓,甚至子宫腔积脓。

(三)心理-社会状况

因外阴持续不适,情绪低落,尤其出现血性白带常引起患者焦虑、恐惧。

(四)辅助检查

1. 阴道分泌物检查　显微镜下可见大量白细胞及基底层细胞,无滴虫及念珠菌。

2. 子宫颈防癌涂片检查或分段诊刮　与子宫恶性肿瘤相鉴别。

(五)治疗原则

1. 增加阴道酸度　1% 乳酸或 0.1%～0.5% 醋酸溶液冲洗阴道每日 1 次。

2. 局部用药　甲硝唑 200mg 阴道内放药,共用 7～10 日。

3. 雌激素替代疗法。

【常见护理诊断/问题及护理目标】

常见护理诊断/问题	护理目标
1. 舒适度减弱　与外阴瘙痒、分泌物增多刺激有关	舒适度增加
2. 知识缺乏:缺乏卵巢功能衰退的相关知识	掌握一定的疾病防治知识

【护理措施】

(一)专科护理

1. 指导患者自我护理　注意个人卫生,常换内裤,保持外阴清洁、干燥。增强抵抗力,不用过热或有刺激性的清洗液清洗外阴,避免搔抓外阴引起皮肤破损,治疗期间禁止性生活。

2. 指导患者正确用药

（1）补充雌激素：可局部给药，雌三醇软膏涂抹阴道每日 1～2 次，连用 14 日；全身给药（如替勃龙等）；乳腺癌或子宫内膜癌者慎用雌激素。

（2）合并感染者阴道局部使用抗生素：甲硝唑或诺氟沙星，7～10 日为一疗程。阴道局部干涩明显者，可使用润滑剂。患者放药前使用 1% 或 0.5% 醋酸冲洗阴道。

（二）心理护理

关心患者，耐心给患者讲解卵巢衰退的知识，鼓励其配合治疗。告知患者遵医嘱用药，症状会好转，缓解患者焦虑。

（三）健康教育

1. 对老年女性、围绝经期妇女进行健康教育，了解萎缩性阴道炎发病原因和预防措施。

2. 指导患者合理使用雌激素。

3. 注意外阴清洁、勤换内裤，加强营养。加强保健意识，一旦发现血性白带随时来诊。

 边学边练

小组讨论学习，针对谢女士的疾病进行健康教育。

【护理评价】

1. 患者阴道分泌物正常，皮肤完整性恢复，舒适度增加。

2. 患者积极配合治疗护理，过程顺利。

四、细菌性阴道病患者的护理

 工作情景与任务

导入情景：

杨女士，23 岁，已婚，因外阴瘙痒、分泌物增多，有臭味 1 周就诊。妇科检查：阴道分泌物增多，有鱼腥臭味。阴道壁炎症不明显，可见灰白色分泌物。子宫颈光滑，子宫正常，双附件未及异常。

工作任务：

1. 请分析引起杨女士该疾病的原因。

2. 请配合医生对杨女士进行护理。

3. 对杨女士进行健康教育。

【概述】

细菌性阴道病为阴道内菌群失调所致的一种混合感染,但临床及病理常无炎症改变。当阴道内的优势菌乳酸杆菌减少,其他细菌大量繁殖,破坏正常菌群之间的相互平衡时引起的阴道疾病。细菌性阴道病不是性传播疾病,无性经历的女性亦可发病。

【护理评估】

(一)健康史

了解患者的卫生习惯和性生活情况,了解患者选用阴道护理液的性质及使用方法。

(二)身体状况

1. 症状　10%~40% 患者无临床症状,有症状者主要表现为白带增多,特点为均匀一致、量较多的稀薄白带,有鱼腥臭味,可伴有轻度外阴瘙痒或灼热感。

2. 体征　妇科检查见阴道黏膜无红肿、充血的炎症表现,阴道分泌物稀薄,均匀一致,灰白色,易从阴道壁拭去。

(三)心理-社会状况

由于分泌物增多,腥臭味明显,影响患者正常的工作生活。病情时好时坏,患者常有烦躁不安、焦虑等反应。

(四)辅助检查

1. 线索细胞检查　取少许阴道分泌物涂于玻片上,加 1 滴生理盐水混合后,在高倍显微镜下寻找线索细胞,线索细胞 >20% 为阳性。

2. 氨臭味试验　取阴道分泌物抹在玻片上,加入 10% 氢氧化钾溶液 1~2 滴,产生烂鱼肉样腥臭味即为阳性。

3. 阴道分泌物 pH 值检查　pH 值 >4.5。

(五)治疗原则

给予全身或局部药物治疗,选用抗厌氧菌药物,主要有甲硝唑、替硝唑、克林霉素。

【常见护理诊断/问题及护理目标】

常见护理诊断/问题	护理目标
1. 舒适度减弱　与分泌物增多及异味明显有关	舒适度改善
2. 知识缺乏:缺乏细菌性阴道病发病原因相关知识	掌握一定的疾病防治知识

【护理措施】

(一)专科护理

1. 口服药物　首选甲硝唑 400mg,每日两次,口服,共 7 日。

2. 局部药物治疗　含甲硝唑栓剂 200mg,每晚 1 次,连用 7 日。1% 乳酸或 0.5% 醋酸溶液冲洗阴道。

3. 性伴侣治疗　不需常规治疗,难治的复发性的细菌性阴道病需要性伴侣同时治疗。

4. 妊娠期细菌性阴道病治疗　无论有无症状均需治疗。

（二）心理护理

倾听患者疑问,细心解释疾病发生的病因,建立患者的自信心,积极配合检查和治疗。

（三）健康教育

1. 指导患者保持外阴清洁,不宜过度阴道灌洗。

2. 嘱妊娠期细菌性阴道病患者积极治疗,防治胎膜早破及早产。

3. 告知甲硝唑用药期间及停药 24 小时内,替硝唑用药期间及停药 72 小时内禁止饮酒。

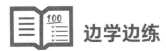 **边学边练**

小组讨论学习,针对杨女士的疾病进行健康教育。

【护理评价】

1. 患者舒适度增加、症状消失。

2. 患者积极配合治疗护理,过程顺利。

五、婴幼儿外阴阴道炎性疾病患者的护理

【概述】

婴幼儿阴道炎常见于 5 岁以下的幼女,常与外阴炎并存。婴幼儿的解剖及生理特点容易发生炎症:①婴幼儿外阴发育差,不能遮盖尿道口及阴道前庭,阴道上皮较薄,细菌易于侵入;②阴道 pH 值呈中性(6~8),适宜病原菌生长繁殖;③婴幼儿卫生习惯不良,大小便污染,外阴不洁及损伤或蛲虫感染;④阴道误放异物,造成继发感染。主要病原体有大肠埃希菌、葡萄球菌、链球菌。病原体通过母亲或保育员手、毛巾、衣物、浴盆间接传播。

【护理评估】

（一）健康史

了解婴幼儿生活环境和卫生习惯,有无不良嗜好。

（二）身体状况

1. 症状　阴道分泌物增多、呈脓性。大量分泌物可刺激外阴而引起外阴瘙痒,患儿往往烦躁不安、哭闹或用手搔抓外阴。部分患儿可伴有下泌尿道感染,而出现尿频、尿急、尿痛。

2. 体征　检查可见外阴、阴道口黏膜充血、水肿,有时可见脓性分泌物自阴道口流

出,病变严重者可出现小阴唇粘连。检查时应做肛诊,排除阴道异物及肿瘤。

（三）心理－社会状况

孩子因为外阴瘙痒不适影响日常活动、睡眠,家长紧张焦虑。

（四）辅助检查

用细棉拭子或吸管取阴道分泌物查找白念珠菌、阴道毛滴虫或涂片行革兰氏染色作病原学检查,明确病原体,必要时做细菌培养。

【常见护理诊断／问题及护理目标】

常见护理诊断／问题	护理目标
1. 照顾者角色紧张　与分泌物增多刺激外阴有关	紧张减轻
2. 有感染的危险　与婴幼儿外阴解剖结构有关	感染治愈

【护理措施】

（一）专科护理

1. 指导家长保持婴幼儿外阴清洁、干燥,减少摩擦;避免穿开裆裤,减少外阴污染的机会;培养孩子良好的卫生习惯,便后清洁外阴;防止交叉感染,专盆专用。

2. 指导家长注意为患儿用药前、后手卫生,减少感染机会;保持患儿手部清洁,避免搔抓导致感染加重。

3. 遵医嘱使用抗生素,可用吸管将药液滴入阴道。

（二）心理护理

亲近孩子,引导孩子做有兴趣的活动,转移孩子对外阴瘙痒的注意力,同时,告知家长疾病的相关知识,缓解其紧张情绪,积极配合医护工作。

（三）健康教育

指导家长及时治疗自身疾病,避免将病原体传染给孩子;教会家长对所有物品进行消毒;指导家长正确护理患儿外阴及正确的用药方法。

【护理评价】

1. 疼痛是否减轻、消失。

2. 受损的皮肤是否修复,完整性改善。

阴道炎症的区别见表3-1。

表 3-1　常见阴道炎区别

阴道炎症	病因	白带特点	治疗原则
滴虫性阴道炎	阴道毛滴虫感染	灰黄、稀薄泡沫状	杀灭滴虫,性伴侣同时治疗
外阴阴道假丝酵母菌病	常见菌群失调	白色豆渣样	治疗诱发疾病,维持正常菌群

阴道炎症	病因	白带特点	治疗原则
萎缩性阴道炎	卵巢功能衰退	稀薄、淡黄色	雌激素增强阴道黏膜抵抗力
细菌性阴道炎	菌群失调	灰白色、稀薄、鱼腥臭味	维持正常菌群
婴幼儿外阴阴道炎	婴幼儿的特殊解剖及生理特点	分泌物增多、呈脓性	外阴清洁使用抗生素

第四节 子宫颈炎性疾病患者的护理

 工作情景与任务

导入情景：

王女士,48岁,因腰骶部疼痛,伴白带增多2个月就诊。近2个月患者自觉腰骶部疼痛、下腹部不适,白带多,略带血性。检查:子宫颈外观呈红色细颗粒状,占整个子宫颈面积的2/3以上。

工作任务：

1. 请分析引起王女士该疾病的原因。

2. 请配合医生对王女士进行护理。

3. 对王女士进行健康教育。

【概述】

子宫颈炎是妇科最常见生殖道炎症之一,包括子宫颈阴道部炎症及子宫颈管黏膜炎症,临床有急性和慢性两种,急性子宫颈炎常与急性子宫内膜炎或急性阴道炎同时发生,临床上以慢性子宫颈炎为常见。

（一）病因及病原体

正常生理情况下,子宫颈具有多种防疫功能,能够阻止病原菌进入上生殖道,但因子宫颈在分娩、流产、性交或手术操作时容易损伤,并且子宫颈管的单层柱状上皮抗感染的能力比较差,故容易发生感染。

1. 急性子宫颈炎 常见病因是由淋病奈瑟球菌、沙眼衣原体引起的感染,均感染子宫颈柱状上皮,可累及子宫颈黏膜的腺体,并沿着黏膜表面扩散。以子宫颈病变最为明显,淋病奈瑟球菌同时还会侵袭尿道上皮、尿道旁腺及前庭大腺。

2. 慢性子宫颈炎　病原体主要为葡萄球菌、链球菌、大肠埃希菌及厌氧菌,多由急性子宫颈炎治疗不彻底转变而来,多见于流产、分娩或手术损伤子宫颈后,病原体侵入而引起的感染。

（二）病理

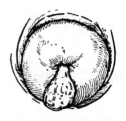

图 3-4　子宫颈息肉、子宫颈腺囊肿

1. 慢性子宫颈管黏膜炎　表现为子宫颈管黏液及脓性分泌物,常反复发作。

2. 子宫颈息肉　子宫颈管黏膜增生形成的局部突起病灶,慢性炎症长期刺激,导致子宫颈黏膜增生,常有蒂自基底部向子宫颈外口突出(图 3-4)。

3. 子宫颈肥大　子宫颈较正常大,其形成可能与子宫颈炎症的长期刺激,导致腺体及间质增生有关。

 知识链接

子宫颈糜烂样改变与子宫颈糜烂

慢性子宫颈炎、子宫颈生理性柱状上皮异位、子宫颈上皮内瘤变、子宫颈癌都可表现为子宫颈糜烂样改变。生理性柱状上皮异位是阴道镜下描述子宫颈管内的柱状上皮生理性外移至子宫颈阴道部的术语,由于柱状上皮菲薄,其下间质透出而成肉眼所见的红色。曾将此种情况称为"子宫颈糜烂",并认为是慢性子宫颈炎最常见的病理类型之一,目前已明确"子宫颈糜烂"并不是病理学上的上皮溃疡、缺失导致的真性糜烂。因此"子宫颈糜烂"作为慢性子宫颈炎症的诊断术语已不恰当。子宫颈糜烂样改变只是一个临床征象。因此对于子宫颈糜烂样改变需进行子宫颈细胞学检查和 / 或 HPV 检测,必要时行阴道镜及组织学检查以排除宫颈鳞状上皮内瘤变或宫颈癌。

【护理评估】

（一）健康史

了解有无阴道分娩、流产、手术史,是否因手术造成子宫颈损伤,有无不良卫生习惯,有无性传播疾病发生。

（二）身体状况

1. 急性子宫颈炎　大量脓性白带、腰酸、下腹坠痛、尿频、尿急,体温升高,检查见子宫颈充血、肿大、有脓性白带从子宫颈口流出。

2. 慢性子宫颈炎

症状:白带增多、腰骶部疼痛、性交后出血、不孕、尿路刺激症状。

体征:妇科检查可见宫颈呈糜烂样改变、肥大,有时质硬,有时可见息肉、裂伤、外翻及子宫颈腺囊肿。

（三）心理－社会状况

由于白带增多、腰骶部疼痛不适、怀疑恶变、治疗效果不佳、久治不愈、可能影响受孕而焦虑。

（四）辅助检查

1. 阴道分泌物悬滴法　显微镜下找滴虫及多形核白细胞。

2. 宫颈分泌物涂片检查　找淋病奈瑟球菌。

3. 宫颈刮片细胞学检查　排查子宫颈癌。

（五）治疗原则

1. 急性宫颈炎治疗　针对病原体给予全身抗生素治疗，同时禁止性生活。沙眼衣原体、淋病奈瑟球菌感染的患者应对其进行检查及治疗。

2. 慢性宫颈炎治疗　以局部治疗为主。宫颈糜烂样改变者，若为无症状的生理性柱状上皮移位，无需处理；糜烂样改变伴分泌物增多、乳头状增生或接触性出血者，给予局部物理治疗；治疗前做子宫颈刮片细胞学检查排除子宫颈上皮内瘤变及子宫颈癌；子宫颈肥大者一般无需治疗。

【常见护理诊断／问题及护理目标】

常见护理诊断／问题	护理目标
1. 舒适度减弱　与阴道分泌物增多、炎症刺激有关	舒适度改善
2. 焦虑　与接触性出血或担心癌变有关	焦虑减轻
3. 知识缺乏：缺乏子宫颈炎性疾病预防的知识	知晓子宫颈炎性疾病预防知识

【护理措施】

（一）专科护理

1. 急性子宫颈炎

（1）一般护理：做好生活护理，保证患者充分休息。及时更换衣物，保持外阴及阴道清洁。给予高蛋白、高维生素饮食。

（2）疾病护理：积极治疗急性子宫颈炎，预防慢性子宫颈炎。遵医嘱针对病原体给予全身抗生素治疗。体温增高者给予物理降温。

2. 慢性子宫颈炎

（1）一般护理：注意个人卫生，保持局部清洁干燥。指导育龄妇女如何采取避孕措施，减少人工流产的发生。

（2）疾病护理

1）药物护理：指导患者注意局部用药前、后手卫生，减少感染发生。教会患者正确的放药方法，使药物送达准确。

2）手术及物理治疗术前术后护理：临床上常用的物理治疗方法有激光、冷冻、红外线凝结及微波疗法等。①治疗前，治疗时间为月经干净3～7日，无性生活史，无急性生殖器炎症,治疗前先行宫颈刮片细胞学检查排除宫颈癌方可治疗。术前测血压及体温并指导患者排空膀胱。②治疗后,保持外阴清洁,每日清洗外阴 2 次,嘱患者于手术后次晨(24 小时)将阴道内纱条取出;术后 10 日为局部脱痂期,应避免剧烈活动及搬运重物以免引起出血量过多;禁性生活和盆浴 2 个月,并于术后 2 周、4 周、2 个月复查;宫颈息肉摘除手术后做病理检查;一般于两次月经干净后 3~7 日复查,了解创面愈合情况。

边学边练

小组讨论学习,护士对王女士所患疾病的护理措施有哪些?

（二）心理护理

倾听患者想法,耐心介绍宫颈炎的发生、发展的过程,告知其治疗的有效性,帮助患者树立信心。

（三）健康教育

1. 教育患者养成良好卫生习惯,避免不洁及无保护性生活。

2. 指导妇女定期接受妇科检查,及时发现有症状的子颈炎性疾病患者,并予以积极治疗。治疗前常规行宫颈刮片细胞学检查,以排除癌变可能。

3. 指导女性采取有效的避孕措施,减少人工流产的发生;提高助产技术,避免分娩时或人工流产器械损伤子宫颈。

边学边练

小组讨论学习,针对王女士的疾病进行健康教育。

【护理评价】

1. 患者组织修复。

2. 患者舒适度增加,症状消失。

3. 患者积极配合治疗护理,过程顺利。

第五节　盆腔炎性疾病患者的护理

 工作情景与任务

导入情景:

王女士,32 岁,孕 1 产 1,自诉 3 年前分娩后一周出现下腹痛,伴高热、体温 39.3℃,于诊所输液(头孢类药物)治疗 3 日,体温正常,腹痛减轻。此后经常出现下腹部及腰骶部不适,活动或性交后加剧。妇科检查:子宫大小正常,后位,阴道后穹隆有触痛,左侧宫旁片状增厚。

工作任务:

1. 请分析引起王女士该疾病的原因。

2. 请对王女士进行护理。

【概述】

（一）病因

盆腔炎性疾病是指女性上生殖道的一组感染性疾病,主要包括子宫内膜炎、输卵管炎、输卵管卵巢囊肿、盆腔腹膜炎。炎症可局限于一个部位,也可同时累及多个部位,最常见的是输卵管炎及输卵管卵巢炎。盆腔炎多发生在性活跃期及育龄妇女,分为急性和慢性两类。盆腔炎性疾病治疗不及时,可引起不孕、输卵管妊娠、慢性腹痛等,影响妇女生殖健康。

（二）病原体及致病特点

引起盆腔炎性疾病的病原体有两个来源:一为内源性病原体,寄生阴道内的菌群;一为外源性病原体。

女性生殖系统有较完整的自然防御功能,盆腔炎性疾病常见于产后感染;宫腔内手术操作后感染;性生活不洁或过频;经期不注意卫生;邻近器官炎症蔓延。盆腔炎性疾病未能得到及时、彻底治疗,机体抵抗力低下病程迁延不愈,可导致不孕、输卵管妊娠、慢性盆腔痛,炎症反复发作。

（三）病理类型

1. 急性子宫内膜炎及子宫肌炎。

2. 急性输卵管炎、输卵管积脓、输卵管卵巢脓肿。

3. 急性盆腔腹膜炎。

4. 急性盆腔结缔组织炎。

5. 败血症及脓毒血症。

6. 肝周围炎。

7. 盆腔炎性疾病后遗症。

【护理评估】

（一）健康史

了解患者有无流产、引产、分娩、宫腔操作、腹部手术后感染史;有无经期性生活、使用不洁护理垫及性生活紊乱;有无急性盆腔炎病史及不孕史。

边学边练

小组讨论学习,引起王女士患该疾病的原因是什么?

（二）身体状况

1. 盆腔炎性疾病

（1）症状：下腹痛伴发热，严重者可出现高热、寒战等，腹膜炎时可引起腹泻、里急后重和排便困难。

（2）体征：患者呈急性面容，体温升高、心率加快，下腹有压痛、反跳痛，宫颈剧痛、宫体增大、有压痛、活动受限，双侧附件压痛明显。

2. 盆腔炎性疾病后遗症

（1）症状：下腹坠痛、腰骶部酸痛，月经前后加重，月经量增多，可伴有不孕。全身症状可有低热，易感疲倦。

（2）体征：子宫常呈后倾后屈位，子宫及双侧附件有轻度压痛，子宫一侧或双侧有增厚、压痛，子宫骶韧带增粗、变硬、有触痛。

（三）心理－社会状况

急性炎症患者因发热、疼痛而烦躁不安，因担心疗效而焦虑。盆腔炎性疾病后遗症因病程长、反复发作或引起不孕，使患者情绪低落，对治疗缺乏信心。

（四）辅助检查

1. 宫颈或阴道分泌物检查　有淋病奈瑟球菌和／或结核菌感染。

2. 血液检查　血沉增快，白细胞增高，C反应蛋白增高。

3. 影像学检查　有盆腔或输卵管积液，输卵管卵巢肿物。

4. 阴道后穹隆穿刺　怀疑盆腔脓肿时做此项检查。

（五）治疗原则

及时、足量、规范应用有效抗生素，积极控制感染，防止扩散。必要时手术治疗。

【常见护理诊断／问题及护理目标】

常见护理诊断／问题	护理目标
1. 体温过高　与盆腔急性感染有关	体温恢复正常
2. 疼痛　与炎症及粘连有关	疼痛缓解
3. 焦虑　与治疗时间长、疾病反复发作、影响生育有关	焦虑减轻

【护理措施】

（一）专科护理

1. 盆腔炎性疾病的护理措施

（1）一般护理

1）做好生活护理，保证患者获得充分的休息和睡眠；注重保暖，出汗后及时更换衣裤，保持内衣清洁干燥，避免着凉。

2）评估生命体征，尤其是体温、观察热型及伴随症状；评估下腹疼痛的程度，有无压痛及反跳痛。

3）给予高热量、高蛋白、高维生素、易消化的饮食。

4）禁止经期性生活、热敷、按摩腹部；禁止阴道灌洗及不必要的妇科检查，防止炎症扩散；向患者讲明连续彻底用药的重要性，避免转为盆腔炎性疾病后遗症。

（2）疾病护理

1）协助患者保持半坐卧位，以促进脓液局限，减少炎症扩散。

2）每4小时测量体温、脉搏、呼吸。体温突然升高或骤降，要随时测量并记录。

3）遵医嘱静脉给予抗生素，注意观察输液反应。

4）对高热患者给予物理降温，注意观察体温变化及不适。

5）观察患者疼痛的改变，及早发现病情恶化给予积极处理。

6）对腹胀严重的患者给予胃肠减压，注意保持减压管通畅。

7）预防炎症扩散，禁止阴道灌洗，尽量避免阴道检查。

2. 盆腔炎性疾病后遗症的护理措施。

（1）一般护理

1）为患者提供心理支持，减轻患者心理压力。

2）指导患者养成良好的卫生习惯，经期不要盆浴、游泳、性交、过度劳累等，注意性生活卫生，减少疾病的发生。

3）保持生活规律，锻炼身体，增强机体抵抗力，预防盆腔炎性疾病后遗症急性发作。

（2）疾病护理

1）指导患者遵医嘱用药。

2）减轻患者不适，遵医嘱给予镇静止痛药，注意观察用药后反应。

边学边练

小组讨论学习，护士对王女士所患疾病的护理措施有哪些？

（二）心理护理

关心患者的痛苦，耐心倾听患者诉说，尽可能满足患者的需求，帮助患者解除思想顾虑，增强治疗信心，减轻患者的心理压力。

（三）健康教育

1. 保持外阴清洁、干燥，加强营养，增强体质。

2. 做好经期、孕期及产褥期的卫生宣教，增强自我保健意识，指导性生活卫生，节制性生活，减少性传播疾病，经期禁止性交。

3. 指导妇女合理避孕，选择有效的避孕措施，避免人工流产。

4. 积极治疗盆腔炎性疾病，避免发生后遗症。

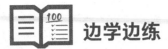 **边学边练**

小组讨论学习,针对王女士的疾病进行健康教育。

【护理评价】

1. 患者感染是否得到控制,体温是否恢复正常。

2. 患者疼痛是否减轻。

3. 患者焦虑是否缓解。

章末小结

女性生殖系统炎性疾病是指来自外阴、阴道、宫颈、子宫、输卵管、卵巢、盆腔腹膜和盆腔结缔组织的炎症。本章学习重点是外阴部炎症、各种阴道炎、慢性宫颈炎、盆腔炎患者的身体状况;常见护理诊断/问题;专科护理及健康教育。学习难点为识别不同生殖系统炎症患者的身体状况,进行相应专科护理。学习过程中要注意外阴部炎症包括外阴炎和前庭大腺炎,护理上要注意去除原发病,保持外阴清洁干燥。阴道炎包括滴虫性阴道炎、外阴阴道假丝酵母菌病、细菌性阴道炎、萎缩性阴道炎,主要症状是白带增多,外阴瘙痒,滴虫性阴道炎主要是杀灭滴虫,其余治疗和其他阴道炎一样,用药维持阴道正常菌群生长。慢性宫颈炎包括子宫颈糜烂样改变、宫颈肥大、宫颈息肉和子宫颈管炎,对乳头状改变及接触性出血的子宫颈糜烂样改变应该采取物理治疗,无症状者无需治疗;宫颈息肉给予手术切除;宫颈肥大无需治疗。盆腔炎分为急性盆腔炎和盆腔炎性后遗症,主要护理措施为遵医嘱使用抗生素,辅以中药治疗。

(韩小燕)

 思考与练习

1. 外阴部炎症患者的评估要点有哪些? 如何护理?

2. 滴虫性阴道炎主要传播途径有哪些?

3. 常见生殖系统阴道炎的区别有哪些?

4. 慢性子宫颈炎局部物理治疗的注意事项是什么?

第四章 | 生殖内分泌疾病患者的护理

04章 数字资源

学习目标

职业素养目标: 具有尊重患者、保护患者隐私的职业素养和与患者进行良好沟通的能力。

知识目标: 掌握异常子宫出血、闭经、痛经、绝经综合征、多囊卵巢综合征患者的护理评估和护理措施。

了解异常子宫出血、闭经、痛经、绝经综合征、多囊卵巢综合征疾病的概述及常见护理诊断。

能力目标: 学会通过观察基础体温曲线判断排卵障碍性异常子宫出血类型;教会患者缓解痛经的方法。

第一节　异常子宫出血患者的护理

　工作情景与任务

导入情景:

王女士,17岁。因月经紊乱半年就诊。近半年来月经周期2~3个月,经期持续10^+日,经量多,不伴有下腹痛。本次月经持续16日仍未干净,近2日阴道出血量突然增多,伴有头晕、乏力,前来医院就诊。

工作任务:

1. 针对王女士的案例特点,需要补充哪些评估内容。

2. 为王女士制订个性化护理措施。

3. 对王女士进行疾病相关知识教育和健康指导。

正常月经周期为 21～35 日,经期持续 2～8 日,平均失血量为 20～60ml。凡不符合上述标准的均属异常子宫出血(abnormal uterine bleeding,AUB)。引起 AUB 的病因很多,可由全身或生殖器官器质性病变所致,如血液系统疾病、黏膜下子宫肌瘤等,也可由生殖内分泌轴功能紊乱所致,还可由多种病因综合所致。本章介绍临床上最常见的排卵障碍性异常子宫出血。

排卵障碍性异常子宫出血包括稀发排卵、无排卵及黄体功能不足,主要由于下丘脑－垂体－卵巢轴功能异常引起,常见于青春期、绝经过渡期,生育期也可因多囊卵巢综合征、肥胖、高催乳素血症、甲状腺疾病等引起。常表现为不规律的月经,经量、经期长度、周期频率、规律性均可异常,有时会引起大出血和重度贫血。子宫内膜不规则脱落所致的经期延长是临床常见的病变,虽无明确的归类,但目前国内多认为其与黄体功能异常有关,故本节一并介绍。

【概述】

（一）病因

1. 无排卵性异常子宫出血　无排卵引起的异常子宫出血好发于青春期和绝经过渡期,但也可发生于生育期。

青春期:青春期下丘脑－垂体－卵巢轴激素间的反馈调节尚未成熟,大脑中枢对雌激素的正反馈作用存在缺陷,卵泡刺激素(FSH)持续低水平,虽有卵泡生长,但不能发育为成熟卵泡,合成、分泌的雌激素量不能达到促使黄体生成素(LH)高峰(排卵必须)释放的阈值,而无排卵。此外,青春期少女正处于生理与心理急剧变化期,发育不成熟的下丘脑－垂体－卵巢轴容易受到内部和外部各种因素如过度劳累、精神高度紧张、恐惧、忧伤、环境和气候骤变、肥胖及全身性疾病的影响,导致排卵障碍,引发异常子宫出血。

绝经过渡期:因卵巢功能下降,卵泡数量极少,卵巢内剩余卵泡对垂体促性腺激素的反应低下,卵泡发育受阻而不能排卵。

生育期:因内、外环境刺激,如劳累、应激、流产、手术和疾病等引起短暂的无排卵,也可因肥胖、多囊卵巢综合征、高催乳素血症等引起持续无排卵。

各种因素造成的无排卵,均导致子宫内膜受单一的雌激素刺激而无孕激素拮抗,从而引起雌激素突破性出血。

另外,无排卵性异常子宫出血与子宫内膜出血的自限性机制缺陷有关,如子宫内膜组织脆性增加、子宫内膜脱落不全、血管结构与功能异常、凝血与纤溶异常、血管舒缩因子异常。

2. 排卵性异常子宫出血

（1）黄体功能不足:原因包括卵泡发育不良、LH 排卵高峰分泌不足、LH 排卵峰后低脉冲缺陷。

（2）子宫内膜不规则脱落:由于下丘脑－垂体－卵巢轴调节功能紊乱,或溶黄体机制失常,引起黄体萎缩不全,内膜持续受孕激素影响,以致不能如期完整脱落。

（二）病理

1. 无排卵性异常子宫出血　子宫内膜受雌激素持续作用而无孕激素拮抗,可发生不同程度的增生性变化,少数可呈萎缩性改变。

2. 排卵性异常子宫出血

（1）黄体功能不足:子宫内膜形态一般表现为分泌期内膜,腺体分泌不良。内膜活检显示分泌反应落后。

（2）子宫内膜不规则脱落:常表现为混合型子宫内膜,即残留的分泌期内膜与出血坏死组织及新增生的内膜混合共存。

（三）临床表现

1. 无排卵性异常子宫出血　可有各种不同的临床表现。临床上最常见的症状:

（1）月经周期紊乱。

（2）经期长短和经量多少不一,出血量少者仅为点滴出血,出血量多、时间长者可能继发贫血,大量出血可导致休克。出血期间一般无腹痛或其他不适。

2. 排卵性异常子宫出血

（1）黄体功能不足:月经周期缩短,表现为月经频发（周期<21日）。有时月经周期虽在正常范围内,但卵泡期延长、黄体期缩短（<11日）,以致患者不易受孕或在妊娠早期流产。

（2）子宫内膜不规则脱落:月经周期正常,经期延长,可达9～10日,出血量可多可少。

（四）处理原则

1. 无排卵性异常子宫出血　治疗原则是出血期止血并纠正贫血,止血后调整周期,预防子宫内膜增生和AUB复发。

青春期以止血、调整周期为主;生育期以止血、调整周期和促排卵治疗;绝经过渡期以止血、调整周期、减少经量,防止子宫内膜癌变为主。

2. 排卵性异常子宫出血

（1）黄体功能不足:针对发生原因,调整性腺轴功能,促使卵泡发育和排卵,以利于正常黄体的形成。

（2）子宫内膜不规则脱落:促进黄体功能,使黄体及时萎缩,内膜按时完整脱落。

【护理评估】

（一）健康史

询问患者年龄、月经史、婚育史、避孕措施、既往有无慢性疾病（如肝病、血液病、高血压、代谢性疾病等）。了解患者发病前有无精神紧张、情绪打击、过度劳累及环境改变等引起月经紊乱的诱发因素。回顾发病经过如发病时间、目前阴道流血情况、流血前有无停经史及诊治经历,包括所用激素名称、剂量和效果、诊刮的病理结果。询问有无贫血和感染征象。

（二）身体状况

观察患者的精神和营养状态,有无肥胖、贫血貌、出血点、黄疸和其他病态。进行全身体格检查,了解淋巴结、甲状腺及乳房发育情况。妇科检查常无异常发现。

（三）心理－社会状况

子宫出血时间长并发感染,或止血效果不佳引起大量出血,患者易产生恐惧和焦虑,影响身心健康和工作学习。绝经过渡期患者担心子宫出血与肿瘤有关,因而焦虑不安。黄体功能不足可引起不孕或妊娠早期流产,导致患者焦虑。

（四）辅助检查

1. 实验室检查

（1）凝血功能检查:排除凝血和出血功能障碍性疾病。

（2）全血细胞计数:确定有无贫血及血小板减少。

（3）尿妊娠试验或血 hCG 检测:除外妊娠及妊娠相关疾病。

（4）生殖内分泌测定:通过测定下次月经前 5～9 日(相当于黄体中期)血孕酮水平,了解黄体功能,确定有无排卵,但因出血频繁,常难以选择测定孕酮的时间。同时应在早卵泡期测定血 FSH、LH、催乳素(PRL)、雌二醇(E_2)、睾酮(T)及促甲状腺素(TSH)等,以了解无排卵的原因。

（5）宫颈黏液结晶检查:经前检查宫颈黏液,出现羊齿植物叶状结晶,提示无排卵。

2. 超声检查　了解子宫内膜厚度及回声,以明确有无宫腔占位病变及其他生殖道器质性病变。

3. 其他检查

（1）基础体温测定(BBT):是测定排卵的简易可行的方法,该法不仅有助于判断有无排卵,还可了解黄体功能情况。无排卵性异常子宫出血者 BBT 无上升改变而呈单相曲线(图 4-1),提示无排卵;黄体功能不足者 BBT 双相型,但高温相 <11 日(图 4-2);子宫内膜不规则脱落者 BBT 呈双相型,但下降缓慢(图 4-3)。

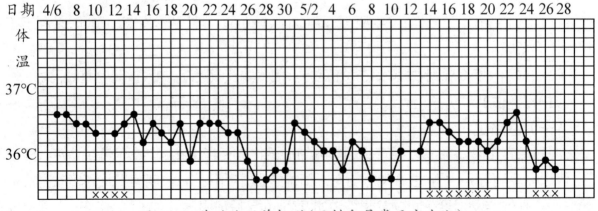

图 4-1　基础体温单相型（无排卵异常子宫出血）

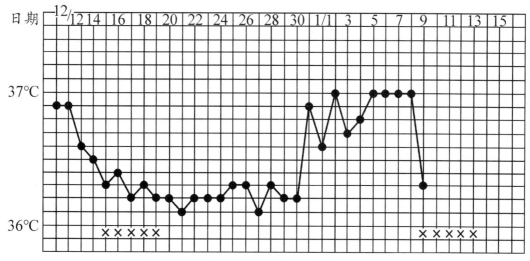

图 4-2　基础体温双相型（黄体期短）

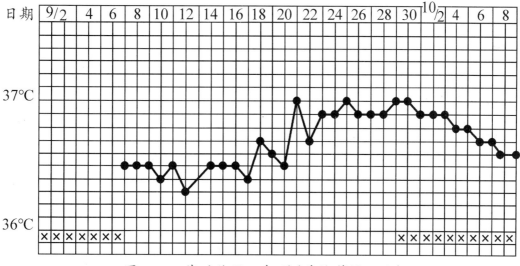

图 4-3　基础体温双相型（黄体萎缩不全）

（2）诊断性刮宫：其目的是止血和明确子宫内膜病理诊断。其适应于年龄 >35 岁、药物治疗无效或存在子宫内膜癌高危因素的异常子宫出血患者。不规则阴道流血或大量出血时，可随时刮宫。为确定有无排卵或黄体功能，应在月经来潮前 1～2 日或月经来潮 6 小时内刮宫。子宫内膜不规则脱落者需在月经期第 5～7 日刮宫。

（3）宫腔镜检查：直接观察到子宫颈管、子宫内膜的生理和病理变化，直视下活检的诊断准确率显著高于盲取。

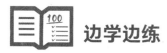 边学边练

小组讨论学习，针对王女士的案例特点，需要补充哪些评估内容？

常见护理诊断／问题	护理目标
1. 焦虑　与阴道反复出血、担心预后有关	患者的焦虑减轻或消失
2. 疲乏　与异常子宫出血引起的贫血有关	患者疲乏感消失
3. 有感染的危险　与子宫不规则出血、出血量多引起贫血,机体抵抗力下降有关	患者无感染发生
4. 知识缺乏:缺乏正确使用性激素的有关知识	患者能够说出性激素的正确使用方法

【护理措施】

（一）心理护理

鼓励患者表达内心感受,耐心倾听患者的诉说,向患者解释病情及疑问,缓解其焦虑。

（二）一般护理

生活规律,保证睡眠,加强营养,出血期间避免过度劳累和剧烈运动,注意补充含铁量高的食物或铁剂、蛋白质和维生素 C。

（三）用药护理

1. 无排卵性异常子宫出血

（1）止血

1）性激素止血:需根据出血量选择合适的性激素治疗。对少量出血患者,使用最低有效量性激素,减少药物副作用。对大量出血患者,要求性激素治疗 8 小时内见效,24～48 小时内出血基本停止,若 96 小时以上仍不止血,应考虑有器质性病变存在的可能。

 知识链接

性激素止血

1. 孕激素　孕激素可使雌激素作用下持续增生的子宫内膜转化为分泌期,并有对抗雌激素作用。停药后子宫内膜脱落较完全,起到药物性刮宫作用,也称"子宫内膜脱落法"或"药物刮宫"。它适用于体内已有一定雌激素水平、血红蛋白 >80g/L、生命体征稳定的患者。常用药物包括地屈孕酮、醋酸甲羟孕酮等。

2. 雌激素　也称"子宫内膜修复法",适用于急性大量出血,血红蛋白低于 80g/L 的青春期患者。常用药物有结合雌激素（片剂、针剂）、戊酸雌二醇等,所有雌激素疗法在血红蛋白计数增加至 80～90g/L 以上后均必须加用孕激素撤退。

3. 复方短效口服避孕药　适用于长期而严重的无排卵性异常子宫出血。目前使用第三代短效口服避孕药,如去氧孕烯 – 炔雌醇、孕二烯酮 – 炔雌醇或复方醋酸环丙孕酮。

2）刮宫术：适用于急性大出血、存在子宫内膜癌高危因素、病程长的生育期患者和绝经过渡期患者。

3）辅助治疗：雄激素和一般止血药物（如氨甲环酸、酚磺乙胺、维生素K等）起协助止血作用。

（2）调整月经周期：应用性激素止血后，必须调整月经周期。青春期及生育期无排卵性异常子宫出血的患者，需恢复正常的内分泌功能，以建立正常月经周期；绝经过渡期患者需控制出血及预防子宫内膜增生症的发生。

1）孕激素：适用于体内有一定雌激素水平的患者。

2）口服避孕药：适用于有避孕需求的生育期患者。

3）雌孕激素序贯法：即人工周期，常用于青春期患者。通过模拟自然月经周期中卵巢的内分泌变化，序贯应用雌激素、孕激素，使子宫内膜发生相应变化，引起周期性脱落。如孕激素治疗后不出现撤退性出血，考虑是否为内源性雌激素水平不足，可用雌孕激素序贯法（图4-4）。

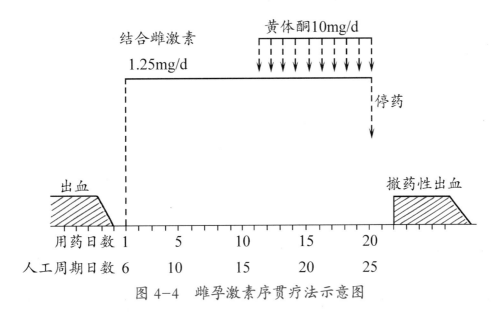

图4-4　雌孕激素序贯疗法示意图

4）左炔诺孕酮宫内缓释系统：适用于生育期或围绝经期、已无生育要求的患者。

（3）促排卵：用于生育期、有生育需求者，尤其是不孕患者。

（4）手术治疗：对于药物治疗疗效不佳或不宜用药、无生育要求的患者，尤其是不易随访的年龄较大患者，应考虑子宫内膜切除术或子宫全切术等手术治疗。

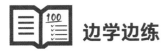 **边学边练**

小组讨论学习，请为王女士制订个性化护理措施。

2. 排卵性异常子宫出血

（1）黄体功能不足

1）黄体功能刺激疗法：可促进黄体形成，并提高孕酮的分泌，延长黄体期。

2）黄体功能补充疗法：补充黄体分泌孕酮的不足。

（2）子宫内膜不规则脱落：治疗同黄体功能不足，使子宫内膜发生规则的撤药性出血，并形成正常反馈机制。

（四）预防感染

密切观察感染征象，如体温、脉搏、阴道流血的颜色和气味，监测白细胞计数和分类。指导患者注意个人卫生，保持外阴清洁。出血期间禁止盆浴和性生活。

（五）健康指导

1. 教会患者正确测量基础体温。

2. 严格遵医嘱正确使用性激素，不随意停服或漏服，以免使用不当引起子宫出血，如有不规则阴道流血，及时就诊。药物减量必须按规定在止血后开始，每 3 日减量 1 次，每次减量不超过原剂量的 1/3，直至维持量。

3. 定期随访。

 边学边练

小组讨论学习，请对王女士进行疾病相关知识宣教和健康指导。

【护理评价】

1. 患者的焦虑是否减轻或消失。

2. 患者疲乏感是否消失。

3. 患者感染是否发生。

4. 患者是否能够正确说出性激素的使用方法。

第二节　闭经患者的护理

工作情景与任务

导入情景：

王女士，16 岁。因停经 1 年就诊。王女士 14 岁月经初潮，周期尚规则。自 1 年前离家外出上学，月经一直未来潮。直肠-腹部诊：子宫附件无异常。超声检查：子宫正常大小，双附件无异常。

工作任务：

1. 针对王女士的案例特点，需要补充哪些评估内容。

2. 为王女士制订个性化护理措施。

3. 对王女士进行疾病相关知识教育和健康指导。

闭经为妇科常见症状，表现为无月经或月经停止。根据既往有无月经来潮，分为原发性闭经和继发性闭经两类。原发性闭经指年龄超过 14 岁，第二性征未发育；或年龄超过 16 岁，第二性征已发育，月经还未来潮者。继发性闭经指以往建立正常月经，月经停止 6 个月，或按自身原有月经周期计算停经 3 个周期以上者。女性在青春期前、妊娠期、哺乳期及绝经后无月经来潮属于生理现象，本节内容不做讲解。

【概述】

（一）分类

1. 原发性闭经　较少见，多为遗传原因或先天性发育缺陷引起，如米勒管发育不全综合征、雄激素不敏感综合征、对抗性卵巢综合征、性腺发育不全等。

2. 继发性闭经　发生率明显高于原发性闭经。根据病因不同，继发性闭经分为以下类型：

（1）下丘脑性闭经：是最常见的一类闭经，以功能性原因为主。

1）精神应激：突然或长期精神压抑、紧张、忧郁、情感变化、环境改变、过度劳累等，均可能引起神经内分泌障碍而导致闭经。

2）运动性闭经、体重下降和神经性厌食：初潮发生和月经维持有赖于一定比例（17%~22%）的机体脂肪，肌肉／脂肪比例增加或总体脂肪减少，均可使月经异常。长期剧烈运动或高强度舞蹈训练易使机体体脂下降，引起闭经。中枢神经对体重急剧下降极其敏感，体重减轻 10%~15% 或体脂丢失 30% 将会出现闭经。严重的神经性厌食患者机体持续进行性消瘦，可引起下丘脑、垂体前叶功能失常而影响促性腺激素分泌导致闭经。

3）药物性闭经：长期应用甾体类避孕药、吩噻嗪衍生物（奋乃静、氯丙嗪）、利血平等药物可引起闭经和异常乳汁分泌。药物性闭经通常是可逆的，一般停药 3~6 个月月经可自然恢复。

（2）垂体性闭经：主要病变在垂体。腺垂体器质性病变或功能失调，都可影响促性腺激素的分泌，继而影响卵巢功能引起闭经，如垂体梗死、垂体肿瘤、空蝶鞍综合征等。

（3）卵巢性闭经：闭经原因在卵巢。卵巢分泌的性激素水平低下，子宫内膜不发生周期性变化而导致闭经。如卵巢功能早衰、卵巢功能性肿瘤、多囊卵巢综合征等。

（4）子宫性闭经：闭经原因在子宫。阿谢曼综合征（Asherman syndrome）为子宫性闭经最常见原因，其他如感染、放疗、创伤导致子宫内膜粘连损伤或手术切除子宫引起的闭经。月经调节功能正常，第二性征发育也正常。

（5）其他内分泌功能异常：甲状腺功能减退或亢进、糖尿病、肾上腺皮质功能亢进、肾上腺皮质肿瘤等可通过下丘脑影响垂体功能导致闭经。

（二）处理原则

查找病因，针对原发疾病进行相应治疗。

【护理评估】

（一）健康史

原发性闭经与遗传因素或先天性发育缺陷有关。评估时注意询问家族史，了解生殖器官及第二性征发育情况。继发性闭经评估时应详细询问月经史，包括初潮年龄、月经周期、经期、经量、有无痛经，了解闭经前月经情况，有无导致闭经的诱因。已婚者询问有无产后大出血、不孕及流产史。

（二）身体状况

1. 症状　年龄超过 14 岁，第二性征未发育；年龄超过 16 岁，第二性征已发育，无月经来潮或以往建立正常月经，月经停止 6 个月以上。

2. 体征

（1）全身检查：检查患者发育情况，有无畸形。注意观察患者精神状态、营养、健康状况；测量身高体重、四肢与躯干的比例；观察第二性征发育情况，如音调、阴毛及腋毛情况、乳房发育情况，乳房有无乳汁分泌。

（2）妇科检查：有无子宫畸形、子宫缺如、性器官发育不良，多囊卵巢等。

（三）辅助检查

生育期妇女闭经首先需排除妊娠。通过病史及体格检查，对闭经病因及病变部位有初步了解，再通过有选择的辅助检查明确诊断。

1. 子宫功能检查　了解子宫、子宫内膜状态及功能。

（1）诊断性刮宫：适用于已婚妇女。了解子宫大小，子宫腔深度和宽度，子宫颈管或子宫腔有无粘连，子宫内膜对卵巢激素的反应及诊断子宫内膜结核。

（2）宫腔镜检查：能精确诊断子宫腔粘连。

（3）子宫输卵管造影：了解有无子宫腔病变和子宫腔粘连。

（4）药物撤退试验：包括孕激素和雌孕激素序贯试验。目的为评估患者体内雌激素水平，观察子宫内膜的变化，可诊断子宫性闭经。

2. 卵巢功能检查　通过超声检查、基础体温测定、子宫颈黏液结晶检查、阴道脱落细胞检查、血甾体激素测定、诊断性刮宫等可了解排卵情况及性激素水平。

3. 垂体功能检查　测定血中 FSH、LH、PRL 含量及垂体兴奋试验用以确定原发病因在垂体或下丘脑。蝶鞍 X 线片、磁共振等检查用以检查垂体肿瘤。

4. 其他检查　怀疑有先天性畸形者可进行染色体核型分析及分带检查。

（四）心理－社会状况

患者担心闭经会影响健康、性生活及生育能力。病程长、治疗效果不佳会增加患者及家属的心理压力及经济负担，引起患者情绪低落，对治疗丧失信心，加重闭经。

（五）治疗要点

1. 全身治疗 应积极治疗全身性疾病,增强体质,供给足够的营养,保持标准体重。

2. 心理治疗 在闭经中占重要位置,精神性闭经及部分下丘脑性闭经者应采用精神心理疏导疗法。

3. 病因治疗 闭经若由器质性病变引起,应针对病因治疗。

4. 性激素替代疗法 根据病变部位使用相应激素治疗,以补充体内激素不足或拮抗过多的情况,达到治疗目的。常用雌孕激素序贯疗法和雌激素孕激素合并疗法。

5. 诱发排卵 适用于有生育要求的患者。需要有经验的医生根据病因选择使用药物,如氯米芬、促性腺激素、促性腺激素释放激素。

【常见护理诊断／问题及护理目标】

常见护理诊断／问题	护理目标
1. 焦虑 与担心疾病影响健康、性生活和影响生育有关	患者焦虑减轻
2. 功能障碍性悲哀 与长期闭经及治疗效果不明显,担心失去女性特征有关	患者能够接受闭经的事实,客观地评价自己

【护理措施】

（一）心理护理

通过与患者接触和交流,了解患者对闭经的了解程度,介绍闭经的原因,强调其发生与精神因素密切相关,给予心理疏导,解除患者心理压力,帮助患者正确对待疾病,增强治疗信心。

（二）对症护理

协助医生查找导致闭经的器质性疾病并给予恰当的护理,如宫颈、宫腔粘连者需行宫腔镜宫颈、宫腔粘连分离术,应做好术前、术后的护理。对有生育要求,诱发排卵后未成功妊娠,合并输卵管问题的闭经患者可采用辅助生殖技术治疗。

（三）用药护理

对需要性激素或促排卵药物治疗的患者,指导其合理用药,说明性激素或促排卵药物的作用、副作用及注意事项。

（四）健康指导

1. 加强营养、注意锻炼身体、保持体重、增强体质。

2. 增加月经生理知识的教育,合理安排工作和生活。

3. 注意月经期、产后、人工流产术后卫生保健,避免生殖系统感染导致宫腔粘连的发生。

【护理评价】

1. 患者是否能够接受闭经的事实,客观地评价自己。

2. 患者焦虑是否减轻。

第三节　痛经患者的护理

 工作情景与任务

导入情景：

李女士,15岁,因经期腹痛就诊。李女士14岁月经初潮。主诉月经期下腹痛剧烈,需服镇痛药并卧床休息。平时月经周期规律,基础体温呈双相型,直肠-腹部诊示:子宫前倾前屈位,大小、硬度正常,无压痛,双侧附件无异常。阴道分泌物无异常。

工作任务：

1. 针对李女士的案例特点,需要补充哪些评估内容。

2. 为李女士制订个性化护理措施。

3. 对李女士进行疾病相关知识教育和健康指导。

痛经为最常见的妇科症状之一,指行经前后或月经期出现下腹部疼痛、坠胀,伴有腰酸或其他不适。症状严重者影响生活和工作。痛经分为原发性与继发性两类。原发性痛经指生殖器官无器质性病变的痛经,占痛经90%以上;继发性痛经指由盆腔器质性疾病引起的痛经,如子宫内膜异位症、盆腔炎性疾病等引起的痛经。本节仅叙述原发性痛经。

【概述】

（一）病因

原发性痛经的发生主要与月经来潮时子宫内膜前列腺素(PG)含量增高有关。痛经患者子宫内膜和月经血中$PGF_{2\alpha}$和PGE_2含量均较正常妇女明显升高,$PGF_{2\alpha}$含量升高是造成痛经的主要原因。$PGF_{2\alpha}$含量高可引起子宫平滑肌过强收缩,血管痉挛,造成子宫缺血、乏氧状态而出现痛经。此外,原发性痛经的发生还受内分泌、遗传、免疫、精神、神经等因素的影响。

（二）处理原则

重在预防,一旦发生痛经,给予对症处理。

【护理评估】

（一）健康史

询问患者的年龄、月经史、婚育史、家族史;了解有无诱发因素,如精神紧张、恐惧、寒冷刺激等因素;询问疼痛发生的时间、部位、性质及程度,以及与月经的关系,有无伴随症状和缓解疼痛的方法和体位等。

（二）身体状况

原发性痛经在青春期多见,常在初潮后1～2年内发病。疼痛多自月经来潮后开始,最早出现在经前12小时,以行经第1日疼痛最剧烈,持续2～3日后缓解。疼痛呈痉挛性,多位于下腹部耻骨上,可放射至腰骶部和大腿内侧;可伴有恶心、呕吐、腹泻、头晕、乏力等症状,严重时面色苍白、出冷汗。妇科检查无异常发现。

（三）心理－社会状况

患者常因月经来潮时的剧烈疼痛,影响到工作和学习,感到焦虑不安、恐惧;部分患者可能会抱怨自己是女性,甚至出现神经质状态。

（四）辅助检查

超声检查以排除生殖器官器质性病变。

（五）治疗要点

重视心理治疗,疼痛严重者予以镇痛、镇静、解痉药对症治疗。

【常见护理诊断/问题及护理目标】

常见护理诊断/问题	护理目标
1. 急性疼痛　与经期子宫收缩过强,子宫肌纤维缺血缺氧有关	患者疼痛减轻或消失
2. 焦虑　与反复痛经引起的精神紧张有关	患者的焦虑减轻或消失

【护理措施】

（一）心理护理

向患者讲解有关痛经的知识及缓解疼痛的方法,使患者了解月经期下腹坠胀、腰酸、头痛等轻度不适是生理反应,消除紧张和顾虑可缓解疼痛。

（二）一般护理

注意休息,经期可适当参加劳动和运动,但避免过度劳累、剧烈运动和防止受寒。平时要加强体育锻炼,增强体质。对体质虚弱者,需要加强营养,增加机体抵抗力。

（三）对症护理

经期注意休息,痛经明显时可局部热敷或按摩,进食热的饮料,温热有助于增加血液循环,改善缺血缺氧,并松弛肌肉,缓解疼痛。

1. 药物治疗

（1）前列腺素合成酶抑制剂:通过抑制前列腺素合成酶的活性,减少前列腺素产生,防止过强子宫收缩和痉挛,从而减轻或消除痛经。常用药物有布洛芬、双氯芬酸。

（2）口服避孕药:通过抑制排卵,减少月经血前列腺素含量。其适用于有避孕要求的痛经妇女,疗效达90%以上。

2. 中医治疗　可选用穴位按摩,口服活血化瘀、通调气血的中药。

（四）健康指导

养成良好的生活习惯,保持精神愉快,防寒保暖。进行经期保健指导及知识宣教,注意经期卫生,经期禁止性生活和坐浴。每日清洗外阴,勤换卫生垫及内裤。增加蛋白质、铁剂、维生素的摄入,避免辛辣、酸冷等刺激性食物。

【护理评价】

1. 患者疼痛是否减轻。

2. 患者焦虑是否减轻或消失。

第四节 绝经综合征患者的护理

 工作情景与任务

导入情景:

刘女士,48岁。因月经紊乱,潮热、出汗1年就诊。刘女士近1年来月经紊乱,月经周期长短不一,经量时多时少,反复出现面部和颈部及胸部阵发性潮热,出汗后缓解。近半年来倍感工作压力大,精神紧张、烦躁不安、注意力不易集中,潮热出汗症状愈加频繁,故前来医院就诊。

工作任务:

1. 针对刘女士的案例特点,需要补充哪些评估内容。

2. 为刘女士制订个性化护理措施。

3. 对刘女士进行疾病相关知识教育和健康指导。

绝经综合征是指妇女在绝经前后出现性激素波动或减少所致的一系列躯体及精神心理症状。一般发生在45~55岁之间。绝经分为自然绝经和人工绝经。自然绝经是指卵巢内卵泡生理性耗竭所导致的绝经。人工绝经是指两侧卵巢经手术切除或受放射线照射所致的绝经。人工绝经更容易发生绝经综合征。

【护理评估】

(一)健康史

了解患者的发病年龄、文化水平、职业及性格特征,询问月经史、婚姻史、生育史,有无卵巢切除或盆腔肿瘤放疗史,有无肝病、高血压及其他内分泌疾病史。

(二)身体状况

1. 近期症状

(1)月经紊乱:月经紊乱是绝经过渡期的常见症状。约半数以上妇女绝经前出现月经紊乱,可有以下4种表现:

1)月经频发(月经周期少于21日)。

2)不规则子宫出血(月经周期无规律可循)。

3)月经稀发(月经周期超过35日)。

4）闭经，多数妇女会经历不同类型和时期的月经改变后，逐步进入闭经，少数妇女可发生突然绝经。此期症状的出现取决于卵巢功能状态的波动性变化。

（2）血管舒缩症状：主要表现为潮热，为血管舒缩功能不稳定所致，是雌激素降低的特征性症状。其特点是反复出现短暂的面部和颈部及胸部皮肤阵阵发红，伴有烘热，继之出汗，一般持续1~3分钟。症状轻者每日发作数次，严重者十余次或更多，夜间或应激状态易促发。症状可持续1~2年，有时长达5年或更长。严重者影响工作、生活和睡眠，是绝经后期妇女需要性激素治疗的主要原因。

（3）自主神经失调症状：常出现心悸、眩晕、头痛、失眠、耳鸣等自主神经失调症状。

（4）精神神经症状：围绝经期妇女常表现为注意力不易集中，并且情绪波动大，如激动易怒、焦虑不安或情绪低落、抑郁、不能自我控制等情绪症状。记忆力减退也较常见。

2. 远期症状

（1）泌尿生殖器绝经后综合征：主要表现为泌尿生殖道萎缩症状，出现阴道干涩、性交痛、反复阴道感染，排尿困难、尿痛、尿急等反复发生的尿路感染。

（2）骨质疏松：绝经后妇女雌激素缺乏使骨质吸收增加，导致骨量快速丢失，而出现骨质疏松。50岁以上妇女半数以上会发生绝经后骨质疏松，一般发生在绝经后5~10年，最常发生在椎体。

（3）阿尔茨海默病：绝经后妇女罹患率比老年男性高，考虑与绝经后内源性雌激素水平降低有关。其表现为老年痴呆、记忆力丧失、失语等。

（4）心血管病变：绝经后妇女糖脂代谢异常增加，动脉硬化、冠心病的发病风险较绝经前明显增加，可能与雌激素低下有关。

3. 体征　妇科检查生殖器官呈萎缩性改变，若合并感染，阴道分泌物增加，甚至有臭味。

（三）心理－社会状况

围绝经期妇女正处于"多事之秋"年龄阶段，如面临子女离家自立的"空巢"初期，父母年老或去世，自身健康、容貌、工作地位的改变等，容易出现孤独、忧虑、多疑等情绪改变。

（四）辅助检查

1. 血清FSH值及E_2值测定　了解卵巢储备功能及是否出现卵巢衰竭。绝经过渡期血清FSH>10U/L，提示卵巢储备功能下降；血清FSH>40U/L且E_2<10~20pg/ml，提示卵巢功能衰竭。

2. 抗米勒管激素（AMH）测定　AMH低至1.1ng/ml提示卵巢储备下降；低于0.2ng/ml提示即将绝经；绝经后AMH一般测不出。

（五）治疗要点

1. 一般治疗　加强心理疏导及体育锻炼，补充钙剂，预防骨质疏松，必要时选用镇静药以助睡眠、谷维素调节自主神经功能。

2. 激素补充治疗（HRT） 有适应证且无禁忌证时选用。HRT是针对绝经相关健康问题而采取的一种医疗措施,可有效缓解绝经相关症状,从而改善生活质量。

 知识链接

激素补充治疗（HRT）用药人群

1. 适应证

（1）绝经相关症状:潮热、盗汗、睡眠障碍、疲倦、情绪障碍（如易激动、烦躁、焦虑、紧张或情绪低落等）。

（2）泌尿生殖道萎缩相关问题:阴道干涩、疼痛、性交痛、排尿困难、反复发作的阴道炎、反复泌尿系统感染、夜尿多、尿频和尿急。

（3）低骨量及骨质疏松症:有骨质疏松症的危险因素（如低骨量）及绝经后期骨质疏松症。

2. 禁忌证 已知或可疑妊娠、原因不明的阴道流血、已知或可疑患乳腺癌、已知或可疑患性激素依赖性恶性肿瘤、近6个月内患活动性静脉或动脉血栓栓塞性疾病、严重肝肾功能障碍、血卟啉症、耳硬化症、脑膜瘤（禁用孕激素）等。

3. 非激素类药物 选择性5-羟色胺再摄取抑制剂盐酸帕罗西汀20mg,每日1次,早晨口服,可有效改善血管舒缩症状及精神神经症状。

【常见护理诊断/问题及护理目标】

常见护理诊断/问题	护理目标
1. 知识缺乏:缺乏绝经综合征相关知识	患者能够说出绝经综合征的基本知识
2. 焦虑 与围绝经期内分泌改变、家庭社会环境改变及精神神经症状有关	患者焦虑减轻或消失

【护理措施】

（一）心理护理

与患者建立良好的相互信任的关系,让患者表达自己的困惑和忧虑,认真倾听,帮助患者及其家属了解绝经过渡期的生理和心理变化,以减轻患者焦虑和恐惧心理,并争取家人的理解和配合,护患双方共同努力,缓解患者绝经相关症状。

（二）相关知识宣教

1. 提高妇女对围绝经期身心变化知识的认识。

2. 介绍缓解绝经相关症状的方法及预防绝经综合征的措施。

3. 宣传性激素治疗相关知识。向患者说明用药的目的、药物剂量、剂型、适应证、禁忌证、用药方法、药物的副反应和应对方法等。

激素补充治疗(HRT)用药护理

1. 用药剂量与时间　选择最小剂量和与治疗目的相一致的最短时间,在卵巢功能开始减退并出现绝经相关症状时即开始应用。需定期评估,明确受益大于风险方可继续应用。停止雌激素治疗时,一般主张应缓慢减量或间歇用药,逐步停药,防止症状复发。

2. 副作用及危险性

(1)子宫出血:性激素补充治疗时可能引起子宫异常出血,多为突破性出血,必须高度重视,查明原因,必要时行诊断性刮宫,排除子宫内膜病变。

(2)副作用:雌激素剂量过大可引起乳房胀、白带多、头痛、水肿、色素沉着等;孕激素的副作用包括抑郁、易怒、乳房痛和水肿,患者常不易耐受。

(3)子宫内膜癌、卵巢癌、乳腺癌:长期 HRT 可增加患者子宫内膜癌、卵巢癌、乳腺癌的发病风险。

(4)心血管疾病及血栓疾病:HRT 对降低心血管疾病发生有益,但一般不主张 HRT 作为心血管疾病的二级预防。没有证据证明天然雌孕激素会增加血栓风险,但对于有血栓疾病者尽量选用经皮给药。

(5)糖尿病:HRT 能通过改善胰岛素抵抗而明显降低糖尿病风险。

(三)健康指导

1. 鼓励户外活动,增加日晒时间;健康饮食,摄入足量蛋白质及含钙丰富食物;适当补充钙和维生素 D,减少因雌激素水平降低引起的骨质疏松。

2. 坚持体育锻炼,注意劳逸结合。如散步、骑自行车等运动,能延缓衰老。

3. 督促长期使用性激素者接受定期随访。开始 HRT 后,用药后 1 个月、3 个月、半年、1 年复诊,主要了解 HRT 的疗效和副作用,并根据情况调整用药。长期 HRT 者每年应复诊 1 次,内容包括:①体格检查,如体重、身高、血压、乳腺及妇科检查等;②辅助检查,如超声检查、血糖、血脂及肝肾功能检查。每 3～5 年一次骨密度测定。可根据患者情况,酌情调整检查频率。

4. 定期健康体检,积极防治围绝经期妇女常见病和多发病,如糖尿病、冠心病、萎缩性阴道炎、尿失禁、肿瘤等。

5. 有条件的医院或社区可设立护理门诊,提供系统的绝经期护理咨询、指导和知识教育。

【护理评价】

1. 患者是否能表述绝经综合征相关的知识。

2. 患者焦虑是否减轻。

第五节　多囊卵巢综合征患者的护理

 工作情景与任务

导入情景：

李女士,29 岁。因结婚 3 年未孕,闭经半年就诊。李女士既往月经规律。3 年前结婚,未避孕至今未孕。近 2 年来发现明显肥胖,颜面多毛,自觉阴毛较前增多且硬,现闭经半年。体检心肺无明显异常。妇科检查:外阴发育正常,阴毛倾向男性型,阴道通畅,子宫颈光滑,子宫体稍小,活动良好,两侧卵巢均可扪及,增大明显。超声检查示:双侧卵巢增大,包膜回声增强,双侧卵巢直径 2~9mm 的卵泡≥12 个,围绕卵巢边缘,呈车轮状排列。诊断:多囊卵巢综合征。

工作任务：

1. 针对李女士的案例特点,需要补充哪些评估内容。

2. 为李女士制订个性化护理措施。

3. 对李女士进行疾病相关知识教育和健康指导。

多囊卵巢综合征(polycystic ovarian syndrome,PCOS)是妇科最常见的内分泌疾病之一,以雄激素过高的临床或生化表现、持续无排卵、卵巢多囊改变为特征,常伴有胰岛素抵抗和肥胖。

【概述】

（一）内分泌特征

1. 雄激素过多。

2. 雌酮过多。

3. 黄体生成素 / 卵泡刺激素(LH/FSH)比值增大。

4. 胰岛素过多。

（二）病理

1. 卵巢变化　大体检查:双侧卵巢均匀性增大,为正常妇女的 2~5 倍,包膜增厚,呈灰白色。切面见卵巢白膜均匀性增厚,白膜下可见大小不等、囊性卵泡≥12 个,直径在 2~9mm。

2. 子宫内膜变化　因无排卵,子宫内膜长期受雌激素刺激,呈现不同程度增生性改变,甚至呈不典型增生。长期持续无排卵增加子宫内膜癌的发生概率。

【护理评估】

（一）健康史

1. 详细询问患者的月经史,有无月经稀发或闭经,生育年龄患者有无不孕史。了解有无月经改变的诱因,如精神创伤、过度劳累及环境改变等。

2. 肥胖患者了解其饮食、营养及运动情况。

（二）身体状况

通过详细的病史询问和体格检查,评估患者有无下列表现:

1. 月经失调　为最主要症状,常表现为月经稀发或闭经。

2. 不孕　生育期妇女因无排卵而致不孕。

3. 多毛、痤疮　是高雄激素血症最常见的表现。出现不同程度多毛,尤其是阴毛,分布常呈男性型。痤疮也常见。

4. 肥胖　约 50% PCOS 患者肥胖。

5. 黑棘皮症　颈背部、腋下、外阴、腹股沟等皮肤皱褶部位出现灰褐色的色素沉着,呈对称性,皮肤增厚,质地柔软。

（三）心理－社会状况

患者常因多毛、痤疮、肥胖而产生自卑心理,不愿参加社会活动,也可因闭经、不孕而感到悲观、绝望,甚至丧失治疗的信心。

（四）辅助检查

1. 基础体温测定　表现单相型基础体温曲线。

2. 超声检查　见卵巢增大,包膜回声增强,一侧或双侧卵巢直径 2～9mm 的卵泡≥12 个,围绕卵巢边缘,呈车轮状排列,称为"项链征(图 4-5)"。连续监测未见主导卵泡发育及排卵迹象。

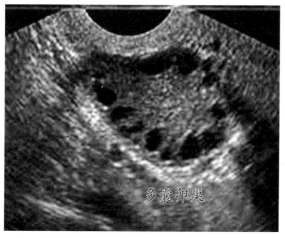

图 4-5　PCOS 的超声图像(项链征)

3. 腹腔镜检查　见卵巢增大,包膜增厚,表面光滑,呈灰白色。包膜下显露多个卵泡,无排卵征象(如无排卵孔、无血体、无黄体)。镜下取卵巢活组织检查可确诊。

4. 诊断性刮宫　应选在月经前数日或月经来潮6小时内进行,刮出的子宫内膜呈不同程度增生改变,无分泌期变化。

5. 内分泌测定

(1)血清雄激素:睾酮通常不超过正常范围上限2倍。

(2)血清FSH、LH:血清FSH正常或偏低,LH升高,LH/FSH比值≥2~3。

(3)血清雌激素:雌二醇正常或轻度升高,并恒定于早卵泡期水平。

(4)血清催乳素(PRL):20%~35%的患者可伴有血清PRL轻度增高。

(5)血清抗米勒管激素(AMH):多为正常人2~4倍。

(6)其他:腹部肥胖型患者,应检测空腹血糖及口服葡萄糖耐量试验(OGTT),还应检测空腹胰岛素及葡萄糖负荷后血清胰岛素。

 知识链接

PCOS 的诊断标准

PCOS的诊断是排除性诊断。国际上目前采用较多的是鹿特丹标准:

1. 稀发排卵或无排卵。

2. 高雄激素的临床表现和/或高雄激素血症。

3. 卵巢多囊改变,超声提示一侧或双侧卵巢直径2~9mm的卵泡≥12个,和/或卵巢体积≥10ml。

4. 3项中符合2项并排除其他高雄激素病因。

【常见护理诊断/问题及护理目标】

常见护理诊断/问题	护理目标
1. 焦虑　与月经紊乱、闭经及不孕有关	患者焦虑减轻或消失
2. 自尊紊乱　与雄激素引起的多毛、痤疮及肥胖有关	患者能正确认识自我

【护理措施】

(一)心理护理

建立良好护患关系,鼓励患者表达内心的感受,及时解答患者提出的有关疾病的相关问题,减轻患者的心理负担,树立战胜疾病的信心。

(二)一般护理

对肥胖型PCOS患者,应控制饮食和增加运动以降低体重和缩小腰围,可增加胰岛素敏感性,降低胰岛素、睾酮水平,从而恢复排卵及生育功能。

(三)用药指导

无生育要求的PCOS,治疗近期目标:调整月经周期、治疗多毛、控制体重。远期目标:预防糖尿病,保护子宫内膜、预防内膜癌。有生育要求的 PCOS 治疗目标是促进生育。

1. 调整月经周期　定期合理用药,对控制月经周期非常重要。

(1)口服避孕药:为雌孕激素联合周期疗法。常用口服短效避孕药,周期性服用,疗程一般为 3～6 个月,可重复使用,能有效抑制毛发生长和治疗痤疮。

(2)孕激素后半周期疗法:可调节月经并保护子宫内膜,抑制 LH 过高分泌,也可达到恢复排卵效果。

2. 降低血雄激素水平　常用药物有糖皮质激素、环丙孕酮、螺内酯。

3. 改善胰岛素抵抗　二甲双胍可降低血胰岛素水平,纠正患者高雄激素状态,改善卵巢排卵功能,提高促排卵治疗的效果。

4. 诱发排卵　氯米芬为一线促排卵药物,氯米芬抵抗患者可给予来曲唑或二线促排卵药物如促性腺激素等。诱发排卵时易发生卵巢过度刺激综合征(OHSS),需严密监测。

(四)健康指导

1. 注意劳逸结合,避免过度劳累和精神刺激。

2. 长期无排卵的 PCOS 患者应坚持口服避孕药,周期性孕酮撤退出血,定期做超声检查监测子宫内膜厚度,预防因子宫内膜增生而发生癌变。

3. 坚持适当的体育锻炼,调节控制饮食,防止肥胖。

【护理评价】

1. 患者是否能够正确认识自己。

2. 患者焦虑是否减轻。

章末小结

本章学习重点是排卵障碍性异常子宫出血的护理评估和护理措施。临床上以无排卵性异常子宫出血较多见,多发生于青春期和绝经过渡期。无排卵性异常子宫出血的诊断首先需排除器质性疾病,治疗根据年龄、生育要求做相应选择。

学习难点为性激素用药护理。排卵障碍性异常子宫出血主要采用性激素治疗,起到止血和调整月经周期的作用,要注意告知患者严格遵医嘱用药,不能随意停服、漏服性激素。

闭经分为原发性闭经和继发性闭经,后者多见。继发性闭经又以下丘脑性闭经最为常见。

原发性痛经的发生与月经时子宫内膜前列腺素(PG)含量增高有关,主要表现为月经来潮后下腹部疼痛。

绝经综合征是由于卵巢功能衰退,雌激素低落引起的一系列躯体、精神和心理症状,包括近期症状(如月经紊乱、血管舒缩症状、自主神经失调症状、精神神经症状)和远期症状(如泌尿生殖道萎缩、骨质疏松、阿尔茨海默病、心血管病变)。

多囊卵巢综合征(PCOS)以雄激素过高的临床或生化表现、持续无排卵、卵巢多囊改变为特征,常伴有胰岛素抵抗和肥胖。

(陈秀娟)

 思考题

1. 李女士,47 岁。孕 3 产 2,绝育 20 年。因月经紊乱 1 年,不规则阴道流血 20 日入院。李女士既往月经规则,近 1 年来无明显诱因地出现月经紊乱:周期长短不一、经量增多、经期延长。现停经 2 个月,出现阴道不规则流血 20 日,量时多时少,淋漓不净至今,不伴有下腹痛。妇科检查:子宫大小正常,附件未见异常。辅助检查:超声检查示子宫、附件未见异常。血常规:Hb 65g/L,WBC 7.9×10^9/L,PLT 170×10^9/L。

请问:

(1) 临床诊断是什么?

(2) 首选的止血措施是什么?

(3) 止血后给予什么方案调整月经周期?

2. 蔡女士,29 岁。因闭经半年就诊。半年前行人工流产,流产术后无月经来潮。既往月经规律,2 年前顺产一胎。追问病史,人工流产术后腹痛、发热、阴道分泌物呈脓性,经抗感染治疗半月后好转。现在蔡女士情绪低落,急于查找闭经的原因,担心影响将来的生育。

请问:

(1) 为明确诊断,需要做哪些辅助检查?

(2) 护理措施有哪些?

3. 王女士,18 岁。因痛经 3 月就诊。王女士近 3 个月月经来潮前数小时即出现下腹痛,持续 2~3 日后缓解,疼痛剧烈呈痉挛性,集中在下腹正中,放射至腰骶部和大腿内侧。伴恶心、呕吐、腹泻、头痛等症状,需服镇痛药并卧床休息。平时月经周期规律,基础体温呈双相型。直肠-腹部诊示:子宫前倾前屈位,大小、硬度正常,无压痛,双侧附件无异常。分泌物检查正常。王女士的痛经希望得到治疗,不影响即将面临的高考。

请问:

(1) 痛经的病因是什么?

(2) 首选什么药物治疗?

4. 李女士,46 岁。月经紊乱、潮热出汗 1 年余,加重 3 个月就诊。妇科检查:盆底略松弛,子宫正常大小,双侧附件正常。诊断:绝经综合征。

请问:

(1)根据首优原则,最主要的护理诊断是什么?

(2)激素替代治疗时应如何进行用药指导?

(3)如何进行心理护理和健康指导?

5. 李女士,26 岁。因未避孕不孕 1 年就诊。李女士结婚 1 年,性生活正常,结婚后一直未避孕,至今未孕。男方检查正常。14 岁月经初潮,月经周期一直不规律,15 日~6 个月不等;经期不规律,7 日~1 个月不等;量时多时少;无痛经。身高 155cm,体重 62kg。面部痤疮。妇科检查示:外阴发育正常,阴毛倾向男性型,阴道通畅,子宫颈光滑,子宫大小正常,双侧卵巢均可扪及,增大明显。超声提示:子宫未见异常,内膜厚 8mm;左侧卵巢 50mm×40mm×24mm,右侧卵巢 47mm×40mm×26mm,内见多个无回声区,同一切面可见直径小于 9mm 无回声区多于 12 个。

请问:

(1)临床诊断是什么?

(2)为明确诊断,需要做哪些辅助检查?

(3)如何进行心理护理和健康指导?

第五章 | 不孕症患者与辅助生殖技术的护理

05章 数字资源

职业素养目标:具有尊重患者、保护患者隐私、与不孕症患者良好沟通与共情的职业素养。

知识目标:熟悉不孕症患者的护理评估及护理措施、辅助生殖技术的护理措施。

了解不孕症及辅助生殖技术的概念、分类及常见护理诊断/问题及护理目标。

能力目标:学会为不孕症和辅助生殖技术的护理配合及健康教育。

第一节 不孕症患者的护理

工作情景与任务

导入情景:

杨先生与赵女士相恋多年结婚,感情深厚,婚后即有生育计划,两人性生活正常,未采取任何避孕措施,但婚后2年赵女士一直未孕。家中老人更是不时表露抱孙子的强烈愿望,两人为此寝食难安。

工作任务:

1. 进一步收集完善夫妻双方的护理评估资料。

2. 请为杨先生夫妇针对不孕症开展健康教育。

【概述】

不孕症是指一对夫妇未采取避孕措施,有规律的性生活至少12个月未能获得临床妊娠。不同国家、民族和地区的发病率差异并不显著,我国发病率大约为 7%～10%。

（一）分类

1. **按照是否曾经妊娠**　不孕症可分为原发性和继发性两大类。既往无妊娠史,未避孕而从未妊娠者为原发不孕;既往有妊娠史,而后未避孕连续 12 个月不孕者为继发不孕。

2. **按照不孕是否可以纠正**　可分为绝对不孕和相对不孕。男女一方,有先天或后天生殖器官解剖生理方面的缺陷,无法纠正而不能妊娠者称为绝对不孕;男女一方,因某些因素阻碍受孕,导致暂时不孕,一旦纠正仍能妊娠者称为相对不孕。

（二）病因

不孕症病因有女性因素、男性因素或原因不明。

1. **女性因素**　主要包括排卵障碍和盆腔因素。

（1）排卵障碍:包括各种器质性病变和内分泌异常引起的排卵障碍。如卵巢先天性疾病、早发性卵巢功能不全、卵巢肿瘤等卵巢疾病,也有下丘脑病变、垂体病变和营养不良、精神压力过大、肥胖、其他内分泌疾病等因素。

（2）盆腔因素:包括先天性生殖系统畸形、子宫颈因素、子宫体病变、输卵管及其周围病变、子宫内膜异位症等疾病,影响精子通过或受精卵的运输、着床导致不孕。

2. **男性因素**　主要有精液异常和性功能异常。

（1）精液异常:包括先天性异常、全身性因素、生殖系统病变以及其他因素引起的无精子症、少或弱精子症、畸形精子症、单纯性精浆异常等。

（2）性功能异常:生殖器官发育不良或外生殖器勃起障碍、不射精、逆行射精及生殖管道创伤等。

3. **原因不明**　不孕因素可能存在于某一方或双方,但目前的检查手段无法确定。可能的病因有隐性子宫输卵管因素、潜在的卵母细胞或精子异常、受精障碍、免疫性因素等。

【护理评估】

（一）健康史

应从家庭、社会、个人等方面,全面评估男女双方的健康史。

1. **病史询问**　包括男女双方的个人史、家族史,双方的婚育史、性生活情况、不孕年限;双方的个人嗜好、生活习惯,以及工作、生活环境等。

2. **女方健康状况**　了解女方的月经史(初潮、经期、周期、经量、有无痛经等),既往有无内分泌疾病、生殖器官炎症(尤其是淋病、结核和衣原体感染等疾病史)及其他慢性疾病史。对继发不孕者,还应了解以往流产或分娩情况。

3. **男方健康状况**　了解儿童期是否曾经患有影响性腺发育的疾病如结核病、腮腺炎等病史,有无糖尿病等内分泌疾病;既往有无影响生育的生殖器官外伤史或手术史,有无生殖器官感染史等。

（二）身体状况

夫妻双方应进行包括第二性征发育情况在内的全身检查,并注意排除全身性疾病。男方应检查外生殖器有无畸形或病变;女方应进行妇科检查,了解外阴发育、阴毛分布情况,注意阴道和子宫颈形态、有无异常分泌物,了解子宫位置、大小、质地和活动度,附件有无增厚、包块和压痛,直肠子宫陷凹有无触痛性结节等。

（三）心理 - 社会状况

夫妇久婚不孕会遇到来自双方家庭、社会等各种压力,繁杂的不孕症诊疗也会影响夫妻双方的正常工作和生活,给家庭经济和个人心理带来一定的负担,患者易表现为自卑、焦虑、抑郁,甚至陷入绝望,故须仔细评估夫妻双方对不孕的心理反应。

（四）辅助检查

1. 男方常用辅助检查

（1）精液分析:是男性患者的常规检查,也是不孕症夫妇首选的检查项目。

（2）生殖系统超声检查:检查前列腺、精囊腺、睾丸、附睾、阴囊内血流、精索等。

2. 女方常用辅助检查　见表 5-1。

表 5-1　不孕症女方常用辅助检查

项目	检查内容
盆腔超声检查	子宫位置、大小、形态、子宫肌层的结构、子宫内膜的厚度和分型;卵巢基础状态的评估;超声排卵监测;卵巢外有无异常回声等
激素检测	血 FSH、LH、催乳素、雌二醇、睾酮、孕酮和促甲状腺素等
输卵管通畅度检查	子宫输卵管 X 线造影（首选）;子宫输卵管超声造影;输卵管通液术
基础体温测定	可作为其他排卵监测方法的辅助手段,不单独用作排卵监测
内镜检查	腹腔镜、宫腔镜等检查

（五）治疗原则

1. 针对病因,积极治疗原发疾病。

2. 无法查明原因或经治疗无效者,建议选择辅助生殖技术。

【常见护理诊断 / 问题及护理目标】

常见护理诊断 / 问题	护理目标
1. 知识缺乏:缺乏生殖器官的解剖生理知识和性生殖常识	掌握必要的性生殖常识
2. 焦虑　与久婚不孕、盼子心切、治疗效果不佳有关	焦虑有所减轻
3. 自尊紊乱　与生育压力和繁杂的诊治有关	学会正确自我评价
4. 社交孤立　与缺乏家人的支持、不愿与其他人沟通有关	尝试与他人沟通

【护理措施】

（一）一般护理

改善生活方式,注意休息,保持轻松心情,避免过度紧张和劳累。均衡饮食,科学健身,保持良好的身体质量指数。戒除不良嗜好。

（二）心理护理

1. 不孕症夫妇常因盼子心切导致精神高度紧张而不利于受孕,因此,应重视心理护理,提供心理支持,指导患者采用瑜伽、锻炼、倾诉等方式放松心情。

2. 讲解生育及不孕知识,纠正错误观念,取得理解和配合,使患者满怀信心,保持良好的情绪。

3. 正视不孕症的治疗结局 不孕症治疗的 3 个结局:

（1）治疗成功,正常妊娠至分娩。

（2）治疗有效,但妊娠未能正常维持。

（3）治疗失败,停止治疗。

4. 当多方治疗措施效果不佳时,应帮助夫妻双方正确理解治疗结果,做出停止治疗或继续治疗的选择,对他们的决定予以尊重和支持,并提供力所能及的帮助。

（三）对症护理

1. 协助医生对患者进行必要的检查,告知患者检查时间及注意事项。

2. 对部分检查给患者带来的身体不适,予以积极护理。

（1）子宫输卵管造影可能引起腹部痉挛性疼痛,一般不需要特殊处理,患者留观 1～2 小时可逐渐消退。

（2）腹腔镜手术后出现的上腹不适及肩痛,大多由于二氧化碳（CO_2）气腹刺激膈肌所致,数日内可消失,不能耐受的患者可遵医嘱给予止痛剂。

（四）用药护理

对于排卵障碍的患者,遵医嘱指导正确服用来曲唑、氯米芬等促排卵药物。

（五）健康教育

1. 指出不良生活习惯对生殖健康的影响

（1）影响男性生殖健康的因素主要有长期穿紧身裤、久坐不动、长时间骑行、泡澡水温过高等可影响精子生成。此外,熬夜、吸烟、酗酒、用药不当等也会给男性生殖功能带来一定的危害。

（2）影响女性生殖健康的因素主要有嗜烟是导致不孕及早发性卵巢功能不全的危险因素。此外,工作压力过大、过度肥胖或过度减肥、不洁性生活、熬夜、酗酒等也可影响生育能力。

2. 指导不孕妇女提高妊娠率的技巧

（1）增强体质,积极治疗身体疾病。

（2）选择排卵前后 24 小时内性交。

（3）性交时勿使用阴道润滑剂,性交后勿进行阴道灌洗。

（4）不要在性交后立即上厕所,可抬高臀部卧床 20～30 分钟,以利于精子进入子宫。

3. 教会夫妻双方自我预测排卵期的方法

（1）基础体温测定:与其他方法配合使用。

（2）推算法:排卵一般发生在下次月经来潮前 14 日左右。

（3）黄体生成素检测试纸测试。

（4）观察阴道分泌物性状。

4. 介绍各种辅助生殖技术及其适应证,帮助不孕夫妇进行知情选择。

 边学边练

小组讨论,制订一份针对杨先生夫妇的健康教育计划。

【护理评价】

1. 不孕夫妇是否掌握了必要的性生殖常识,能否复述提高受孕率的技巧。

2. 不孕夫妇的焦虑是否减轻,能否正确看待治疗效果。

3. 不孕夫妇是否学会正确自我评价,能否舒缓生育期望和诊治带来的压力。

4. 不孕夫妇是否试图打破心理壁垒,尝试与他人沟通。

第二节　辅助生殖技术及护理

工作情景与任务

导入情景:

婚后 2 年不孕的杨先生与赵女士为实现生育愿望,在当地多家医院妇科进行了诊治,经过 2 年的治疗一直未孕,夫妻俩对此已付出较多的时间和经费,赵女士更是因反复女方不孕因素的检查感到疲惫不堪,两人都出现了明显的焦虑情绪。现来到辅助生殖中心,希望通过辅助生殖技术解决生育问题。

工作任务:

1. 请为杨先生夫妇介绍辅助生殖技术的种类和主要步骤。

2. 请为赵女士拟定一个辅助生殖技术的护理计划。

【概述】

辅助生殖技术（assisted reproductive technique,ART）也称医学助孕,是指在体外对配子和胚胎采用显微操作等技术,帮助不孕夫妇受孕,以达到生育目的的一组方法。它包括人工授精、体外受精胚胎移植术及其衍生技术等。

(一)人工授精

人工授精(artificial insemination,AI)是将精子通过非性交方式注入女性生殖道内,使其受孕的一种技术。它包括使用夫精人工授精(artificial insemination by husband,AIH)、供精人工授精(artificial insemination by donor,AID)。

1. 适应证

(1)AIH:主要适用于丈夫性功能障碍,如阳痿、早泄、逆行射精、尿道下裂、截瘫、阴茎畸形、性交后试验异常等经治疗无效者,但精液正常或轻度异常;女方先天或后天生殖道畸形,以及子宫颈管狭窄、黏液异常及免疫学异常等子宫颈性不孕。

(2)AID:主要适用于丈夫精子存在质量问题。按国家相关法规规定,供精人工授精只能从国家卫生健康委员会认定的人类精子库获得精源。

2. 常用方法和步骤 根据精液放置位置可分为阴道后穹隆、子宫腔内人工授精,目前临床上以子宫腔内人工授精较常用,将精液洗涤处理后,去除精浆,取0.3~0.5ml精子悬浮液,在女方排卵期间,通过导管经子宫颈管注入宫腔内授精。

3. 注意事项 人工授精可在自然周期和促排卵周期进行,在促排卵周期中应控制优势卵泡数目,当有3个及以上的优势卵泡发育时,可能增加多胎妊娠发生率,应建议取消本周期人工授精。

(二)体外受精胚胎移植术

体外受精胚胎移植术(in vitro fertilization and embryo transfer,IVF-ET)指从妇女卵巢内取出卵子,在体外与精子发生受精并培养3~5日,再将发育到卵裂期或囊胚期阶段的胚胎移植到子宫腔内,使其着床发育成胎儿的全过程,俗称为"试管婴儿"。

1. 适应证 输卵管性不孕症、原因不明的不孕症、男性因素不孕、子宫内膜异位症、排卵异常、子宫颈因素等不孕症患者,通过其他常规治疗无法妊娠者,均为IVF-ET的适应证。

2. 主要步骤

(1)控制性超促排卵:指用药物在可控制的范围内诱发多卵泡同时发育和成熟,以获得更多高质量的卵子,从而获得更多可供移植胚胎,提高妊娠率。

超促排卵后监测卵泡至发育成熟,适时经阴道超声介导下取卵。

(2)卵母细胞和精子在模拟输卵管环境的培养液中受精,受精卵在体外培养3~5日形成卵裂期或囊胚期胚胎,继而进行子宫腔内胚胎移植,并同时进行黄体支持。

(3)胚胎移植2周后测血或尿hCG确定妊娠,移植4~5周后超声检查确定是否宫内临床妊娠。

3. 常见并发症

(1)卵巢过度刺激综合征(ovarian hyperstimulation syndrome,OHSS):指诱导排卵药

物刺激卵巢后,导致多个卵泡发育、雌激素水平过高及颗粒细胞的黄素化,引起全身毛细血管通透性增加、血液中水分进入体腔和血液浓缩等血流动力学病理改变。主要临床表现为胃肠道不适、腹胀、呼吸困难、卵巢囊性增大,严重者大量腹腔积液、胸腔积液,导致血液浓缩、重要脏器血栓形成和功能损害,甚至危及生命。

(2)多胎妊娠:多个胚胎移植可导致多胎妊娠的发生率增加。多胎妊娠可增加母婴并发症、流产和早产的发生率、围产儿患病率和死亡率。我国《人类辅助生殖技术规范》规定每周期移植胚胎总数不得超过3个,其中35岁以下妇女第一次助孕周期移植胚胎数不得超过2个。

(3)其他:经辅助生殖技术治疗获得的妊娠与自然妊娠相比,流产率、早产率、异位妊娠率及子宫内外同时妊娠的概率均偏高。

根据不同不孕症病因的治疗需要,IVF-ET相继衍生出一系列相关的辅助生殖技术,包括配子和胚胎冷冻、囊胚培养、卵胞质内单精子注射(intracytoplasmic sperm injection,ICSI)、胚胎植入前遗传学诊断(preimplantation genetic diagnosis,PGD)及卵母细胞体外成熟等。

(三)卵胞质内单精子注射

卵胞质内单精子注射是在显微操作系统的帮助下,在体外直接将精子注入卵细胞质内,获得正常卵子受精和卵裂过程,其他技术环节同IVF-ET。其主要用于治疗严重少、弱、畸形精子症的男性不育夫妇,IVF-ET周期受精失败也是ICSI的适应证。

(四)胚胎植入前遗传学诊断(PGD)

此方法是从体外受精第3日的胚胎或第5日的囊胚,取1~2个卵裂球或部分滋养细胞,进行细胞和分子遗传学检测,筛选出带致病基因和异常核型的胚胎,将正常基因和核型的胚胎移植,得到健康后代。其主要用于单基因相关遗传病、染色体病、性连锁遗传病及可能生育异常患儿的高风险人群等。

辅助生殖技术涉及法规、伦理和道德问题,需要严格管理。随着辅助生殖技术的发展,也必将面临很多的法规、伦理问题,为了安全、有效、合理实施人类辅助生殖技术,更应遵照《人类辅助生殖技术管理办法》等法规实施管理。

 知识链接

辅助生殖技术相关法规

2001年2月20日,我国颁布了《人类辅助生殖技术管理办法》和《人类精子库管理办法》(简称两个《办法》);同年5月14日发布了《人类辅助生殖技术规范》《人类精子库基本标准》《人类精子库技术规范》和《实施人类辅助生殖技术的伦理原则》(简称《技术规范、基本标准和伦理原则》)。2003年6月27日重新修订并公布了《技术规范、基本标准和伦理原则》,自2003年10月1日起执行。

相关法规可查阅中华人民共和国国家卫生健康委员会官方网站。

【护理评估】

（一）健康史

健康史包括年龄、个人史、月经史、家族史、既往不孕症的诊治情况。控制性超促排卵治疗情况（促性腺激素的剂量、卵泡数量、取卵情况等），有无并发症及其严重程度，腹部、胸部和消化道的症状，以及尿量、体重、四肢有无凹陷性水肿是必问项目。

（二）身体状况

夫妻双方进行全身检查，排除不宜妊娠的疾病；女方进行妇科检查，了解生殖器官的发育情况，排除畸形、炎症、肿瘤等病变。

（三）心理 – 社会状况

接受辅助生殖技术的夫妇往往经历了复杂而漫长的不孕症检查和治疗过程，通常会有焦虑、抑郁等不良情绪，还有着既对辅助生殖技术寄予较高期望，又担心失败的双重心理。

（四）辅助检查

血常规、凝血酶原时间、肝功能、肾功能、阴道超声、卵巢功能检查、白带检查、传染病筛查等，必要时行胸部 X 线、呼吸功能检查。男方精液分析、男女双方染色体检查。

（五）防治原则

1. 配合治疗并发症　遵医嘱对重度卵巢过度刺激综合征患者进行扩容和防止血液浓缩等治疗。

2. 积极预防并发症

（1）卵巢过度刺激综合征：通过控制性超促排卵药物的个体化原则、严密监测卵泡发育、根据卵泡数量适时控制用药量和时间、适时取卵等措施进行预防。

（2）多胎妊娠：通过限制胚胎移植数目、提高移植技术、选择性胚胎减灭术等措施进行预防。

【常见护理诊断 / 问题及护理目标】

常见护理诊断 / 问题	护理目标
1. 潜在的并发症：卵巢过度刺激综合征、多胎妊娠	并发症得到预防或控制
2. 知识缺乏：缺乏辅助生殖技术的相关知识	掌握必要的辅助生殖技术知识
3. 焦虑　与久婚不孕、盼子心切、担心治疗失败有关	焦虑有所减轻

【护理措施】

（一）一般护理

嘱患者注意饮食的营养均衡，注意休息，保持外阴清洁，保持良好的健康状态。

（二）心理护理

及时与不孕症夫妇沟通交流,掌握他们的心理状态,让他们对辅助生殖技术的实施有一定的心理准备,消除焦虑、紧张的情绪,尽量保持平和的心态。

（三）对症护理

1. 注意观察病情变化及可能出现的并发症,多胎妊娠者按高危妊娠加强孕期监护,并适时进行产科干预。

2. 注意遵守促排卵药物应用的个体化原则,严密监测卵泡发育,根据卵泡的数量、大小控制用药的量和时间,适时进行取卵。

3. 协助医生完成诊疗操作

（1）术前准备

1）查验夫妻双方的相关证件,签署知情同意书。

2）协助检查阴道情况,有炎症者遵医嘱进行治疗。

（2）术中配合:协助患者摆好体位,观察患者情况,及时准确提供手术所需物品。

（3）术后护理要点

1）完成相关记录,嘱患者术后注意事项及随访。

2）人工授精后患者平卧休息15分钟。

3）实施胚胎移植后,嘱患者避免重体力活动及绝对卧床休息,遵医嘱给予孕酮或hCG进行黄体支持,经超声检查确诊为宫内妊娠后按高危妊娠进行监护。

4. 并发症护理

（1）卵巢过度刺激综合征的护理:对有卵巢过度刺激综合征倾向者,每日测体重、腹围。严重者住院治疗,嘱患者卧床休息,超声检查了解胸腹水情况,严格按医嘱给予各种治疗,记录液体出入量,必要时做好放腹水的准备,甚至放弃该周期的治疗。

（2）经辅助生殖技术妊娠者,妊娠早期流产和异位妊娠等并发症的概率相对较高,做好术后随访,以便及时发现流产和异位妊娠。

（四）健康教育

1. 术前宣教

（1）宣传与之相关的人类辅助生殖技术法规、伦理和道德问题。

（2）讲解辅助生殖技术的适应证、治疗的基本过程,使患者在知情状态下谨慎选择适合自己的技术,并能配合治疗。

（3）讲解可能出现的并发症以及处理措施等,便于夫妻双方做好身体、心理和时间等方面的准备。

2. 术后指导

（1）指导患者注意观察控制性超促排卵后有无恶心、呕吐、腹胀等症状,胚胎移植后有无腹痛、阴道流血等症状。

（2）指导患者术后规范用药和检查,对胚胎情况进行适时监测,促进妊娠顺利发展。

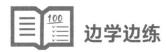 **边学边练**

小组讨论,怎样对选择辅助生殖技术的赵女士实施护理措施?

【护理评价】

1. 卵巢过度刺激综合征、多胎妊娠等并发症是否得到预防或控制。
2. 夫妻双方是否掌握了一定的辅助生殖技术知识。
3. 夫妻双方能否理性看待辅助生殖技术的治疗结果,焦虑情绪有所减轻。

章末小结

　　本章学习重点是不孕症患者的护理评估及护理措施;辅助生殖技术的护理措施。学习难点是不孕症和辅助生殖技术的健康教育。不孕症是指一对夫妇未采取避孕措施,有规律性生活至少12个月未能获得临床妊娠。不孕症病因可有女性因素、男性因素或原因不明。男性不育因素主要有精液异常及性功能异常,男方精液分析是不孕症夫妇首选的检查项目;女性不孕因素的检查常用盆腔超声检查、激素检测、输卵管通畅度检查、内镜检查等。治疗不孕症应根据不孕的原因有针对性地进行,多方治疗措施效果不佳时,可帮助夫妻双方了解和选择辅助生殖技术。

　　辅助生殖技术(ART),是指在体外对配子和胚胎采用显微操作等技术,帮助不孕夫妇受孕,以达到生育目的的一组方法,包括人工授精、体外受精胚胎移植术及其衍生技术等。实施辅助生殖技术应注意防治卵巢过度刺激综合征、多胎妊娠、流产、早产、异位妊娠等并发症。辅助生殖技术涉及法规、伦理和道德问题,须严格按照两个《办法》和《技术规范、基本标准和伦理原则》等法规和原则进行管理。

（邓秋景）

 思考题

　　辅助生殖中心的责任护士小张接诊了一对首次就诊的不孕症夫妇,询问得知曾在当地医院检查,女方生殖器官发育正常,男方精液分析正常,未进一步详细检查,但也用了不少的中草药,治疗两年仍未孕,现到中心以求得到详细、准确的诊治,并有通过辅助生殖技术实现生育的意愿。

工作任务：

1. 进一步完善患者的健康史和辅助检查，以评估不孕症的主要原因。

2. 介绍辅助生殖技术的方法和适应证，协助做好知情选择。

3. 做好辅助生殖技术的健康教育。

第六章 | 妇科手术患者的护理

06章

06章 数字资源

手术是治疗妇科疾病常用的一种手段,它既是治疗的过程也是创伤的过程。要保证手术顺利进行,促进患者术后快速康复,则需要充分的术前准备和精心的术后护理。按手术急缓程度可分为择期手术、限期手术和急诊手术。妇科手术按手术范围区分主要有剖腹探查术、子宫全切术、子宫次全切术、附件切除术、广泛性子宫全切术及盆腔淋巴结切除术等。随着手术辅助技术的迅速发展,腹腔镜、机器人手术的普及,手术更加精准、微创。

第一节 妇科腹部手术患者的护理

 工作情景与任务

导入情景:

李女士,46岁,因同房后出血一年伴不明原因阴道排液半月余入院。入院妇科检查发现子宫颈有菜花样肿物,质脆易出血,活检病理提示子宫颈中分化鳞癌,于今日行广泛性子宫全切术及盆腔淋巴结切除术。术后患者担心切除子宫后损害女性特征非常焦虑、绝望。

工作任务：

1. 正确对李女士进行术前护理评估。

2. 教会李女士配合护士做好术前准备。

3. 做好李女士术后心理疏导工作。

4. 对李女士实施有效的术后护理。

一、手术前准备

【护理评估】

（一）健康史

询问患者的一般情况，既往健康状况，有无药物过敏史；了解患者的月经史、婚育史、有无手术史及手术的原因、种类、名称；了解患者的饮食、排便、生活习惯及有无烟酒嗜好。评估患者的心理状况及对手术的了解程度。

（二）身体状况

测量生命体征，了解患者营养状况，有无月经来潮，评估阴道流血、阴道排液、腹痛和腹部包块情况；评估手术部位皮肤情况、睡眠状况及生活自理能力。

（三）心理－社会状况

患者因顾虑手术会影响性功能、生育能力及损害女性特征，产生焦虑、恐惧及绝望等心理。其次，患者对麻醉、手术安全、医生的技术水平等问题的担心及对手术引起的疼痛，会产生紧张、害怕的心理。因此，护士要评估患者的心理状态及耐受手术的程度，了解患者家属对患者病情和手术的态度。

（四）辅助检查

术前常规检查包括血常规、尿常规、便常规、血型、凝血功能、交叉配血、肝肾功能、超声检查、心电图、胸部 X 线等，并根据病情需要选择相应的特殊检查。

边学边练

请同学们通过角色扮演，完成对李女士的术前护理评估。

【常见护理诊断／问题及护理目标】

常见护理诊断／问题	护理目标
1. 焦虑　与担心麻醉、手术安全及术后康复有关	焦虑减轻
2. 知识缺乏：缺乏手术及护理的相关知识	了解术前准备相关知识并积极配合
3. 舒适度减弱　与手术影响正常的生理功能有关	舒适度增加

【护理措施】

（一）心理护理

关心、体贴患者,与患者充分沟通,鼓励患者说出自己的担心和恐惧,针对患者存在的心理问题,耐心解答;进行心理疏导,纠正错误观念;帮助患者了解手术目的及手术前后的注意事项,以积极的态度和轻松的心情配合手术;鼓励家属多陪伴患者,使患者获得安全感。

（二）知识宣教

1. 说明手术的重要性和必要性,用通俗易懂的语言讲解麻醉方式、手术名称、范围、过程,提高患者对手术成功的自信心,更好地配合手术治疗。

2. 向患者介绍术前准备的内容、目的、方法、注意事项、可能出现的不适及应对措施,教会患者配合护士实施术前准备。

3. 指导适应性功能锻炼。术前训练深呼吸、翻身、咳嗽的方法;指导患者学会在床上使用便器;教会患者在他人协助下翻身、肢体运动及上下床,以利于术后康复。

4. 根据患者具体营养状况和膳食习惯指导患者饮食,以保证机体处于术前最佳的营养状况。

（三）术前准备

1. 胃肠道准备　目的是防止因麻醉或呕吐造成窒息或吸入性肺炎;减少术中、术后肠胀气,术中能清晰地暴露手术视野;同时为可能涉及肠道的手术做好准备。根据手术和麻醉方式、患者身体状况、疾病特点等,选择最适合患者的个体化肠道准备方法。肠道准备的方法包括饮食管理和机械性肠道准备。饮食管理包括无渣饮食、流质饮食以及术前禁食禁饮。术前禁食禁饮时间:术前8小时开始禁食(如肉类、油炸和高脂),6小时开始禁食清淡饮食(如牛奶),2小时开始禁食清淡流质(如水)。机械性肠道准备包括口服导泻剂和灌肠。常用的导泻剂有番泻叶、20%甘露醇、复方聚乙二醇电解质散。灌肠常用的溶液有0.1%～0.2%肥皂水、甘油灌肠剂、等渗盐水、清水,对可疑或疑似异位妊娠者禁止灌肠。如患者有腹部手术史、妇科恶性肿瘤(如卵巢癌有肠道转移者)、子宫内膜异位症或预计手术可能涉及肠道时,肠道准备应从术前1～3日开始,并按医嘱给予肠道抑菌药物;术前1日下午口服导泻剂。若患者口服导泻剂效果不好,可视情况给予灌肠。

2. 皮肤准备　目的是防止术后切口感染。受术者于术前1日完成沐浴、更衣等个人卫生处置;术前1日或手术当日进行手术区域皮肤的准备,皮肤准备的范围:上自剑突下,两侧至腋中线,下达阴阜及大腿上1/3处的皮肤。对于腹腔镜手术的患者,应注意清洁脐孔,以免把未清除的污物带入腹腔。

3. 阴道准备　目的是避免术后感染。对于拟行子宫全切术、广泛性子宫全切术、卵巢癌肿瘤细胞减灭术的患者,手术前1日行阴道灌洗或擦洗。

4. 充分休息　保证患者充足睡眠,提高手术耐受力。护士应为患者提供安静、舒适、有助于患者休息和睡眠的环境。术前1日晚可按医嘱给患者适量镇静剂,如地西泮

（安定）。

5. 其他　护士要认真核对受术者的生命体征、交叉配血情况、药物敏感试验结果等。根据医嘱抽取血液进行检查，全面复核各项辅助检查报告，发现异常及时与医生联系。并与血库取得联系，保证血源供给。

（四）手术日护理

1. 手术日晨护士应检查术前准备工作是否完善，尽早核查患者的生命体征，了解患者自我感受。如发现患者出现发热、血压升高、月经来潮、过度焦虑恐惧等异常情况，及时向医生汇报。

2. 根据手术需要，在手术室于手术前再用消毒液消毒子宫颈、阴道，消毒时注意子宫颈阴道穹隆部，消毒后用大棉签拭干。

3. 术前留置导尿管，保持引流通畅，妥善固定，以免术中损伤膀胱或出现术后尿潴留。近年来，为了减轻患者的痛苦，放置导尿管的时间逐渐改为在手术室患者麻醉后，此时患者全身松弛，便于操作。

4. 术前30分钟遵医嘱给基础麻醉药，常用苯巴比妥、阿托品或地西泮、山莨菪碱等。

5. 送患者去手术室前应允许家属或亲友有短暂探视时间。进入手术室前取下患者义齿、首饰、眼镜、贵重物品等交家属保管；更换手术专用衣裤，长发用布帽罩好，擦去指甲油、口红等，便于观察病情。

6. 送患者去手术室前，病房护士和手术室护士要正确无误地完成受术者由病房到手术室的交接过程。双方在患者床旁要认真详细地核对受术者姓名、年龄、床号、住院号、手术名称、知情同意书、检验及检查报告等病历资料，经核对无误后签字确认，携带病历、术中所需的材料和药品等，方可送到手术室。

 知识链接

急诊手术患者的术前准备

急诊手术要求护士重点、扼要地在最短时间内了解病史，问清楚医生准备实施的手术类型，根据患者的情况，迅速完成术前准备工作，医护密切配合使工作有条不紊。

急诊患者通常病情危重，处于极度痛苦、衰竭，甚至休克状态。患者到来后，护士需立即观察病情，准确测量记录体温、脉搏、呼吸、血压等。遇到失血性休克患者，除抢救休克外，手术前准备力求快捷。如用肥皂水擦洗腹部；常规备皮后不必灌肠；若情况允许，刚进食者手术可推迟2~3小时进行；阴道准备可与手术准备同时进行，以保证迅速、正确地完成术前准备。

给患者提供一个安全的环境，通过娴熟的护理技术使患者确信自己正被救治中，尽可能减轻患者的恐惧心理。其次，配合医生做好家属的安抚工作，耐心解释病情，解答提问，并告知注意事项，在条件许可的情况下允许家属陪伴。

请同学们通过角色扮演,指导李女士做好术前准备。

【护理评价】

1. 患者的焦虑是否减轻。

2. 患者是否能说出术前准备的相关知识并积极配合进行术前准备。

3. 患者的舒适度是否增加。

二、手术后护理

术后护理是指患者从手术完毕到患者基本康复出院这段时间的护理。术后护理恰当与否,直接关系到手术的效果和机体的恢复。术后护理以患者的生命体征及各系统功能的恢复为护理重点,同时防止各种手术并发症的发生。在术后观察、护理过程中,发现任何病情变化都应及时与医生联系,以便及时采取相应措施。

【护理评估】

(一)健康史

与麻醉医生、手术室护士进行详细的床旁交接,了解患者术中经过、麻醉类型、手术方式及范围、术中出血情况、输血与否、术中尿量、用药情况及有无特殊护理事项。检查输液、腹部伤口、阴道流血情况、背部麻醉管是否拔除、镇痛泵使用情况等,详尽记录观察资料。

(二)身体状况

1. 生命体征　观察体温、脉搏、呼吸、血压有无异常。

2. 意识状态　观察全身麻醉患者的意识状态,了解麻醉恢复情况。

3. 疼痛评估　术后疼痛的部位、性质、程度。

4. 皮肤评估　术后患者皮肤的颜色及温湿度,观察切口、麻醉针孔处敷料有无出血、渗液、渗血。

5. 阴道流血　评估阴道流血及阴道分泌物的性质、量、颜色。

6. 各种引流管　评估各种引流管固定情况,是否通畅;引流液的质、量、色及有无异味。背部麻醉管是否拔除等。

(三)心理－社会状况

术后患者最关心的是手术是否成功、有无并发症。术后出现的各种不适会使患者产生焦虑、紧张、不安等情绪反应。担忧术后恢复情况。

(四)辅助检查

根据患者情况遵医嘱进行相应的检查。

常见护理诊断／问题	护理目标
1. 疼痛　与手术创伤有关	疼痛减轻
2. 自理能力缺陷　与切口疼痛及各种引流管有关	自理能力逐渐恢复
3. 有感染的风险　与手术创伤机体抵抗力下降有关	无感染发生或发生感染时能及时发现与处理

【护理措施】

（一）一般护理

1. 病房护士根据受术者手术种类、麻醉方式准备好麻醉床、术后监护用具及各种急救用物。

2. 监测生命体征　根据手术种类、患者病情，认真观察并记录生命体征。一般术后15～30分钟观察并记录1次脉搏、呼吸、血压，直至平稳后改为每4小时1次；持续24小时后病情稳定者可改为每日4次，直至正常后3日。患者手术后1～2日体温稍有升高，但一般不超过38℃，此为手术后正常反应。术后持续高热，或体温正常后再次升高则提示可能有感染存在。

3. 安置患者　患者送回病房时，护士将患者平稳搬至病床，固定输液管和各种引流管，保持病房内安静舒适，温度适宜，空气清新，让患者在舒适的环境中休养康复。根据手术及麻醉方式决定术后体位。全身麻醉的患者尚未完全清醒前应有专人守护，平卧，头偏向一侧，以免呕吐物、分泌物呛入气管，引起吸入性肺炎或窒息。硬膜外麻醉者，术后可睡软枕平卧，观察4～6小时，生命体征平稳后即可采取半卧位。蛛网膜下腔麻醉者，去枕平卧4～6小时，以防头痛。

4. 留置管的护理

（1）观察静脉输液管的通畅情况，根据病情调整输液速度，遵医嘱给药。

（2）一般腹部手术术后留置尿管约24～48小时，在此期间护士应行会阴擦洗，每日1次，保持外阴清洁，同时观察并记录尿量、颜色、性状、保持尿管通畅。肿瘤患者依据病情不同，留置尿管的时间不同，留置时间长者，在拔除尿管前要训练膀胱功能。拔除导尿管后，护士应注意患者第一次排尿的时间和量。

（3）固定各种引流管，保持引流通畅及引流管周围皮肤的清洁干燥，注意观察引流液的量、颜色及性状，并做好记录。

5. 活动与休息　护士要经常巡视患者，鼓励患者活动肢体，每15分钟进行1次腿部运动，防止下肢静脉血栓形成；每2小时翻身、咳嗽、做深呼吸1次，有利于改善循环和促进良好的呼吸功能。尽早下床活动，促进肠蠕动，减少肠粘连。老年患者的卧床时间、活动方式及活动量需根据具体情况进行调整。

6. 营养及饮食　术后患者注意加强营养，增加蛋白质及维生素的摄入，促进伤口的愈合。未涉及肠道的手术患者,一般术后6~8小时后可进少量流质饮食,但避免产气食物如豆类、奶类和糖类,以免肠胀气;肛门排气后,改为半流质饮食;术后肠蠕动完全恢复后可进高热量、高蛋白、高维生素的普通饮食。涉及肠道的手术患者,术后禁食,肛门排气后进流质饮食,逐步过渡到半流质和普通饮食。

(二)对症护理

1. 疼痛的护理　术后24小时疼痛加剧,可根据患者具体情况及时给予止痛处理。按医嘱术后24小时内可用哌替啶等止痛药物充分止痛;采用止痛泵者则根据医嘱或患者的痛感调节泵速,保证患者舒适并得到充分休息。止痛剂的使用应在术后48小时后逐渐减少。还可以使用辅助治疗方法,如通过皮肤按摩,分散或转移注意力等。腹腔镜手术后可出现上腹部及肩部疼痛,是由于二氧化碳(CO_2)对膈肌刺激所致,术后数日症状可减轻。

2. 腹胀的护理　术后腹胀多因术中肠管受到激惹使肠蠕动减弱所致。一般术后48小时恢复正常肠蠕动,腹胀即可缓解。如果术后48小时肠蠕动仍未恢复正常,应排除麻痹性肠梗阻、机械性肠梗阻的可能。刺激肠蠕动,缓解腹胀的方法:鼓励术后早日下床活动,热敷下腹部,生理盐水低位灌肠,针灸足三里,肛管排气或新斯的明肌内注射等。

3. 尿潴留的护理　尿潴留由多种原因导致,如留置导尿管机械性刺激、麻醉剂、止痛剂的使用等,使排尿反射受到抑制。处理方法:鼓励并协助患者下床排尿,下腹部热敷、按摩、听流水声、冲洗外阴等,针灸或新斯的明肌内注射,经上述处理无效时给予导尿。

4. 下肢深静脉血栓的预防　患者术后注意保暖,防止冷刺激引起静脉痉挛造成血液淤积。腹带的使用应松紧适宜,避免过紧,增加下肢静脉回流阻力。术后尽早活动双下肢,患者感觉未恢复前,以被动运动为主,护士或家属帮助患者做趾屈和背屈运动、足内外翻运动、足踝的"环转"运动。患者感觉恢复,督促其进行膝关节屈伸运动和踝关节自主运动,并鼓励早期下床活动。

(三)预防感染

1. 切口的护理　术后用腹带包扎腹部,观察切口有无渗血、渗液,用约1~2kg的沙袋压迫腹部伤口6~8小时,可以减轻切口疼痛,防止出血。妇科手术切口多数是清洁封闭创口,能迅速愈合,较少形成瘢痕。如果创口上没有渗出物,直到拆线都无需更换敷料。如切口有红、肿、压痛、硬结等感染征象需及时报告医生。

2. 外阴、阴道的护理　保持外阴的清洁干燥,每日擦洗外阴2次;对阴道内填塞纱布的患者,纱布一般在术后24小时取出;子宫全切术的患者阴道残端有切口,应注意观察阴道流血情况及分泌物量、色、有无异味,以判断阴道伤口的愈合情况。由于受阴道残端缝线反应的影响,术后有少许浆液性阴道分泌物属正常现象。

(四)心理护理

护士应经常巡视病房,了解患者的心理状况,向患者及家属讲述可能出现的不适,告知应对措施,并提供心理支持,向患者解释不适会逐渐消失,消除术后紧张、焦虑的不良心理反应,使患者对康复充满信心。

 边学边练

请同学们通过角色扮演针对李女士术后的心理表现,做好术后心理疏导工作。

(五)健康教育

1. 出院后充分休息,指导患者进行腹部肌肉增强运动;加强营养,有利于疾病的康复。

2. 术后2个月内避免提举重物,逐渐增加活动量,鼓励患者进行力所能及的活动,促进体力恢复。

3. 子宫全切术的患者未经医生同意,避免阴道灌洗和性生活。

4. 按医嘱定期随访。出现阴道流血、异常分泌物时应及时就诊。

 边学边练

请同学们通过角色扮演,对李女士实施术后护理。

【护理评价】

1. 患者的疼痛是否减轻。

2. 患者生活是否能逐渐自理。

3. 患者体温是否正常,有无感染发生。

第二节 妇科外阴、阴道手术患者的护理

工作情景与任务

导入情景:

何女士,61岁,G_3P_2,外阴白斑2年余,4个月前出现外阴肿块,不断增大,入院查体:右侧大阴唇可见有一菜花样肿物,大约4cm×3cm×2.5cm大小,双侧小阴唇皮肤硬化,尿道口黏膜未受累,右侧腹股沟可及多个直径1cm左右的淋巴结,活动,无压痛。病理报告结果:外阴高分化鳞状细胞癌。诊断为外阴高分化鳞癌(Ⅰ期)拟行改良广泛外阴切除术及右侧腹股沟淋巴结评估。术前患者非常焦虑,心情紧张。

工作任务：

1. 耐心解释解除患者顾虑,做好术前心理疏导。

2. 给何女士做出正确的护理诊断。

3. 对何女士进行术前和术后护理。

外阴、阴道手术是指女性外生殖器部位的手术,是妇科常用手术。如外阴癌根治术、前庭大腺脓肿切开引流术、会阴裂伤修补术、经阴道子宫切除术、阴道成形术、处女膜切开术、尿瘘修补术等。外阴、阴道手术部位的神经血管较为丰富,前方有尿道口,后方有肛门,患者容易出现疼痛、感染、出血、自我形象紊乱、自尊低下等护理问题。由于手术部位隐私性强,故对患者的心理问题也应予重视。

一、手术前准备

【护理评估】

（一）健康史

了解患者的一般情况,包括月经史、婚育史、孕产史、既往疾病史及其他手术史、过敏史、家族史等,了解饮食及有无吸烟和酗酒等生活习惯。

（二）身体状况

同第六章第一节妇科腹部手术患者的护理。

（三）心理－社会状况

手术涉及患者的隐私部位,患者的心理负担会加重。患者往往因为担心暴露隐私、手术损伤身体的完整性、手术切口瘢痕可能导致将来性生活的不协调及术后疼痛等问题而产生焦虑心理。

（四）辅助检查

血型鉴定及交叉配血试验,血常规、尿常规,肝、肾功能测定,超声检查,心电图,X线检查等,根据病情需要选择相应的特殊检查。

【常见护理诊断 / 问题及护理目标】

常见护理诊断 / 问题	护理目标
1. 焦虑　与担心手术及治疗效果有关	焦虑减轻
2. 知识缺乏:缺乏手术及护理的相关知识	了解术前准备相关知识并积极配合

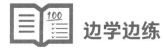 **边学边练**

小组讨论,何女士术前存在哪些护理问题?

【护理措施】

（一）心理护理

护士应理解患者,以亲切和蔼的语言耐心解答患者的疑问,减轻患者的紧张情绪。向患者讲解疾病的有关知识,介绍手术方式、麻醉方式、手术过程、手术中可能遇到的情况、术前术后的注意事项和护理配合,消除其紧张情绪。做好家属,特别是伴侣的心理疏导工作,让其理解患者,给予患者心理支持、积极配合治疗和护理。

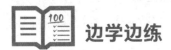 **边学边练**

请同学们通过角色扮演针对何女士术前的心理表现,做好心理疏导。

（二）术前准备

1. 皮肤准备 会阴部手术患者术前要特别注意个人卫生,每日清洗外阴,术前 1 日沐浴更衣,进行手术区域皮肤的准备。皮肤准备的范围:上自耻骨联合上 10cm,下至会阴部、肛门周围、腹股沟和大腿上 1/3 处。若外阴皮肤有炎症、溃疡,需治愈后才能手术。

2. 阴道准备 术前 3 日开始阴道准备,用 0.02% 聚维酮碘溶液进行阴道灌洗或擦洗,每日 2 次。手术当日用消毒液进行阴道消毒,消毒时应特别注意阴道穹隆部。

3. 肠道准备 术前 3 日进少渣饮食,并按医嘱给肠道抗生素。每日肥皂水洗肠 1 次或 20% 甘露醇 250ml 加等量水口服;术前 1 日禁食,给予静脉补液,术前日晚及术晨行清洁灌肠。若手术不涉及肠道,仅术前 1 日下午给予洗肠液洗肠。

4. 膀胱准备 嘱患者进手术室前排空膀胱,根据手术需要,术中或术后留置尿管。

（三）健康教育

1. 根据患者的具体情况,向其介绍相关手术的名称及过程,解释术前准备的内容、目的、方法及主动配合的技巧等;讲解疾病的相关知识,术后保持外阴阴道清洁的重要性、方法等。

2. 会阴部手术患者术后卧床时间较长,护士应认真进行预防术后并发症的指导及训练,如深呼吸、咳嗽、翻身、床上使用便器等。

3. 向患者讲解会阴部手术常用的体位及术后维持相应体位的重要性,教会患者床上肢体锻炼的方法,以预防术后并发症。

（四）手术日护理

术前无须留置导尿管,其余同第六章第一节妇科腹部手术患者的护理。

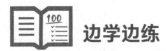 **边学边练**

请同学们通过角色扮演对何女士实施术前护理。

二、手术后护理

【护理评估】

同第六章第一节妇科腹部手术患者的护理。

【常见护理诊断 / 问题及护理目标】

常见护理诊断 / 问题	护理目标
1. 疼痛　与手术创伤有关	疼痛减轻
2. 有感染的风险　与伤口部位特殊、留置尿管及手术创伤机体抵抗力下降有关	无感染发生或发生感染能及时发现与处理
3. 焦虑　与担心手术效果及术后康复有关	焦虑减轻
4. 自尊紊乱　与手术切除某生殖器官有关	能逐渐接受手术切除生殖器官的事实

【护理措施】

（一）体位护理

根据不同手术采取不同体位。外阴癌根治术术后采取平卧位,双腿外展屈膝,膝下垫软枕,有利于减少腹股沟及外阴部张力,促进伤口愈合;处女膜闭锁及有子宫的先天性无阴道者,术后采取半卧位,有利于经血的流出;尿瘘修补术术后采取健侧卧位,使瘘孔居于高位,可减少尿液对伤口的刺激;阴道前后壁修补或盆底修补术后采取平卧位,禁止半卧位,以降低外阴阴道张力,促进伤口愈合。

（二）切口护理

外阴阴道肌肉组织少、切口张力大、不易愈合,护理人员要随时观察切口的情况,注意有无渗血、红、肿、热、痛等炎性反应。保持外阴清洁、干燥,勤更换内裤及床垫;每日行外阴擦洗2次,患者排便后用同法清洁外阴,防止感染。外阴部手术需加压包扎或阴道内留置纱条压迫止血,外阴包扎或阴道内纱条一般在术后12~24小时内取出,取出时注意核对数目。

（三）留置尿管的护理

根据手术范围及病情,导尿管分别留置2~10日。注意保持尿管通畅,观察尿液的颜色、量。拔管前应先训练膀胱功能,拔除尿管后嘱患者尽早排尿,如有排尿困难,给予诱导、热敷等措施诱导排尿,必要时重新留置尿管。

（四）肠道护理

外阴、阴道手术后排便易污染伤口,应控制首次排便的时间。涉及肠道的手术应在患者排气后抑制肠蠕动,按医嘱给予药物。术后第5日给予缓泻剂,软化大便,避免排便困难而影响伤口愈合。

（五）缓解疼痛

会阴部神经末梢丰富,对疼痛特别敏感。护理人员应针对患者的个体差异采取不同的方法缓解疼痛。如分散患者的注意力、保持环境安静,避免过多打扰患者,更换体位减轻伤口的张力,遵医嘱给予止痛药等。

(六) 避免增加腹压

向患者讲解腹部压力增加会影响伤口的愈合,应避免增加腹压的动作,如长期下蹲、用力排便、咳嗽等。

(七) 出院指导

外阴部手术术后患者伤口局部愈合较慢,嘱患者回家后应保持外阴部清洁;3个月内禁止性生活。出院后1个月,返院检查术后恢复情况,术后3个月再次复查,经医生检查确定伤口完全愈合方可恢复性生活。

 边学边练

请同学们通过角色扮演,对何女士实施术后护理。

【护理评价】

1. 患者的疼痛是否减轻。
2. 患者体温是否正常,有无感染发生。
3. 患者的焦虑程度是否减轻。
4. 患者是否能正确接受切除生殖器官的事实,能否陈述术后康复训练的具体方法。

章末小结

本章重点学习妇科腹部手术、外阴和阴道手术的术前护理、手术日护理和术后护理。手术是治疗妇科疾病常用的一种手段,充分的术前准备和精心的术后护理是保证手术顺利进行、促进患者术后快速康复必不可少的保障。

手术前要对患者进行全面评估,向患者讲解疾病有关知识,耐心解答疑问,缓解患者焦虑情绪。做好胃肠道准备、皮肤准备及阴道准备,指导患者进行预防术后并发症的训练,配合完善各项检查,确保患者术前处于最佳身心状态。

手术日检查术前准备是否完善,核查患者的生命体征,根据手术需要留置导尿管,及时遵医嘱给基础麻醉药。

手术后指导患者选择正确的体位,做好切口、胃肠道、尿管和留置管的护理,利用有效的方法帮助患者减轻疼痛,做好出院指导,促进患者尽快恢复。

在实施护理过程中要体现关爱、尊重患者的职业素养,与患者沟通要通俗易懂,耐心细致。

(张彬妮)

思考题

刘女士,46 岁,G_3P_2,近 3 年来月经周期正常,经期延长,月经量多,经期感头晕、四肢无力。妇科检查:子宫体增大如孕 3 个月大小、形态不规则、质硬、活动好、无压痛,两侧附件未触及肿块、无压痛。盆腔超声检查提示多发性子宫肌瘤,医生建议手术治疗。

请问:

1. 根据患者的情况如何做好术前护理?

2. 患者目前存在的护理问题有哪些? 该如何进行护理?

第七章 | 生殖系统肿瘤患者的护理

07章 数字资源

07章

学习目标

职业素养目标:具有高度的责任心,具有关心、体贴、尊重患者的素质,能保护患者隐私。

知识目标:掌握女性生殖系统肿瘤患者的护理评估及护理措施。
了解女性生殖系统肿瘤患者的常见护理诊断及护理目标、护理评价。

能力目标:学会对女性生殖系统肿瘤患者实施个性化护理。

第一节 子宫颈癌患者的护理

 工作情景与任务

导入情景:

刘女士,32岁,已婚。反复性生活后阴道流血2个月。妇科检查:子宫颈糜烂样改变,有接触性出血,子宫前位,正常大小,双侧附件未触及异常。

工作任务:

1. 请完善刘女士的护理评估。

2. 对刘女士实施个性化护理。

3. 对刘女士进行健康教育。

子宫颈癌是妇科最常见的恶性肿瘤。高发年龄为50~55岁。由于子宫颈癌筛查的普遍应用,使子宫颈癌和癌前病变得以早期发现和治疗,其发病率和死亡率明显下降。

【概述】

（一）病因

子宫颈癌与人乳头瘤病毒（human papilloma virus，HPV）感染、性生活过早、多个性伴侣、性传播疾病、经济状况低下和吸烟等因素相关。

1. HPV 感染　近 99% 的子宫颈癌组织中发现有高危型 HPV 感染，其中约 70% 与 HPV16 型和 HPV18 型相关。高危型别 HPV 的持续感染是促使子宫颈癌发生的最主要因素。

2. 性行为及分娩次数　过早性生活（<16 岁）、多个性伴侣、早年分娩、多产与子宫颈癌的发生相关。与高危男子（阴茎癌、前列腺癌或其性伴侣曾患子宫颈癌者）性接触的妇女，患子宫颈癌的风险也增高。

3. 其他　吸烟可增加妇女感染 HPV 的效应。子宫颈癌的发生还与经济状况低下、地理环境、口服避孕药或免疫抑制等因素有关。

（二）病理

子宫颈癌好发于子宫颈外口的原始鳞－柱上皮交接部和生理性鳞－柱上皮交接部之间形成的转化区（也称移行带区）（图 7-1）。子宫颈癌以鳞状细胞癌最为多见，其次为腺癌和鳞腺癌。

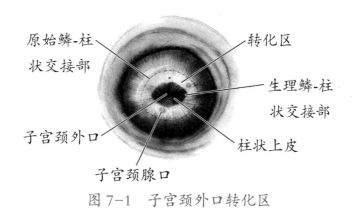

图 7-1　子宫颈外口转化区

1. 浸润性鳞状细胞癌　占子宫颈癌的 75%～80%。

（1）巨检：微小浸润性鳞状细胞癌肉眼观察无明显异常，或类似子宫颈柱状上皮异位，随着病变的逐步发展，癌组织可形成 4 种类型（图 7-2）。

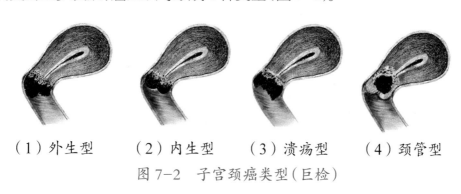

（1）外生型　　（2）内生型　　（3）溃疡型　　（4）颈管型

图 7-2　子宫颈癌类型（巨检）

1）外生型：最常见。癌组织向外生长，呈菜花样或乳头状，组织脆，触之易出血。其常累及阴道。

2）内生型：癌组织向子宫颈深部组织浸润，子宫颈表面光滑或仅有柱状上皮异位，子宫颈肥大、质硬，呈桶状。其常累及宫旁组织。

3）溃疡型：上述两型癌组织继续发展，合并感染坏死，脱落后可形成凹陷性溃疡或空洞，似火山口状。

4）颈管型：癌组织发生在子宫颈管内，常侵入子宫颈管和子宫峡部的供血层和转移至盆腔淋巴结。

（2）镜检：包括微小浸润性鳞状细胞癌和浸润性鳞状细胞癌。

2. 腺癌　近年来发生率有上升趋势，占子宫颈癌的 20%～25%。最常见的组织学亚型为普通型子宫颈腺癌。

3. 其他　少见类型如腺鳞癌、内膜样癌等。

（三）转移途径

转移途径主要是直接蔓延及淋巴转移，血行转移极少见。最常见的是直接蔓延。

（四）临床分期

参考国际妇产科联盟（FIGO，2018 年）的临床分期标准（表 7-1）。初治患者手术前后的分期可以改变，复发和转移时不再分期（图 7-3）。

表 7-1　子宫颈癌临床分期

分期	累及范围
Ⅰ期	肿瘤局限在子宫颈（扩展至子宫体应被忽略）
ⅠA	镜下浸润癌，浸润深度 <5mm
ⅠA1	间质浸润深度 <3mm
ⅠA2	间质浸润深度 ≥3mm，<5mm
ⅠB	肿瘤局限于子宫颈，镜下最大浸润深度 ≥5mm
ⅠB1	癌灶浸润深度 ≥5mm，最大径线 <2cm
ⅠB2	癌灶最大径线 ≥2cm，<4cm
ⅠB3	癌灶最大径线 ≥4cm
Ⅱ期	肿瘤超越子宫，但未达下阴道 1/3 或未达骨盆壁
ⅡA	侵犯上 2/3 阴道，无宫旁浸润
ⅡA1	癌灶最大径线 <4cm
ⅡA2	癌灶最大径线 ≥4cm
ⅡB	有宫旁浸润，未达骨盆壁

分期	累及范围
Ⅲ期	肿瘤累及阴道下1/3,和/或扩展到骨盆壁,和/或引起肾盂积水或肾无功能,和/或累及盆腔,和/或主动脉旁淋巴结
Ⅳ期	肿瘤侵犯膀胱黏膜或直肠黏膜(活检证实)和/或超出真骨盆

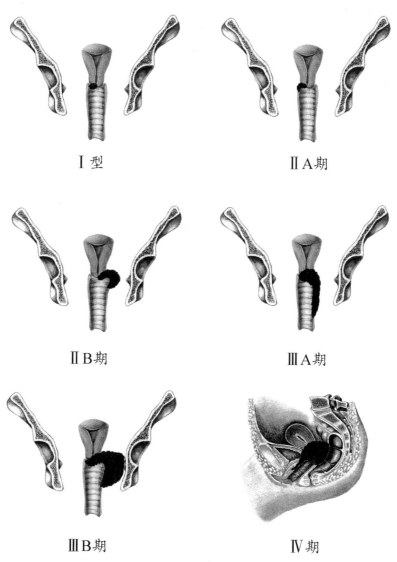

Ⅰ型	ⅡA期
ⅡB期	ⅢA期
ⅢB期	Ⅳ期

图 7-3　子宫颈癌临床分期示意图

【护理评估】

（一）健康史

了解患者的一般情况、月经史、婚育史和性生活史,尤其是与高危男子有无性接触史。了解有无可能的诱发因素。了解既往的诊疗经过。

（二）身体状况

1. 症状

（1）阴道流血：多表现为接触性出血，即性生活后或妇科检查后阴道流血。年轻患者可表现为经期延长、经量增多或不规则阴道流血。老年患者多表现为绝经后不规则阴道流血。一般外生型子宫颈癌阴道流血发生时间较早，出血量多；内生型子宫颈癌阴道流血发生时间较晚。

（2）阴道排液：多数患者有白色或血性、稀薄如水样或米泔样、有腥臭味的阴道排液；晚期患者因癌组织坏死伴感染，可出现大量脓性或米泔样、有恶臭味的阴道排液。

（3）晚期症状：根据癌组织的累及范围出现不同的继发性症状。癌组织累及神经，可出现持续性腰骶部或坐骨神经痛；癌组织侵及膀胱或直肠，可出现尿频、尿急、便秘等症状；癌组织压迫或累及输尿管时，可引起输尿管梗阻、肾盂积水和尿毒症；若盆腔病变广泛，可因静脉和淋巴回流受阻而导致下肢肿痛。晚期癌患者可有贫血、恶病质等全身衰竭症状。

2. 体征

微小浸润癌可无明显病灶，子宫颈表面光滑或呈糜烂样改变。随着病情的发展，可出现不同的体征。外生型子宫颈癌可见子宫颈表面有息肉状、菜花状赘生物，常伴感染，质脆易出血；内生型子宫颈癌表现为子宫颈肥大、质硬，子宫颈管膨大；晚期癌患者因癌组织坏死脱落，子宫颈表面可形成凹陷性溃疡或空洞，常伴恶臭。当阴道壁受累时，可见赘生物生长或阴道壁变硬；当宫旁组织受累时，双合诊和三合诊检查可扪及子宫颈旁组织增厚，结节状、质硬或形成"冰冻骨盆"。

（三）心理－社会状况

子宫颈癌患者因早期无症状或症状较轻，多在妇科普查中发现，患者得知病情后可能会经历否认、愤怒、妥协、忧郁和接受等心理反应。患者害怕疼痛和死亡，迫切要求治疗。

（四）辅助检查

早期子宫颈癌的诊断应采用子宫颈细胞学检查和／或 HPV 检测、阴道镜检查和子宫颈活组织检查的"三阶梯"程序，组织学诊断为确诊依据。当子宫颈有明显病灶时，可直接在癌灶处取材。

1. 子宫颈细胞学检查

是子宫颈鳞状上皮内病变及早期子宫颈癌筛查的基本方法，也是诊断子宫颈癌的常用步骤，可选用子宫颈刮片法或液基细胞涂片法。子宫颈细胞学检查推荐使用 TBS 分类系统，该系统能较好地结合细胞学、组织学与临床处理方案。

TBS 描述性诊断包括：①在正常范围或未见癌细胞／癌前病变细胞；②微生物；③反应性细胞改变；④上皮细胞异常：鳞状细胞异常（不典型鳞状细胞、低级别鳞状上皮内病变、高级别鳞状上皮内病变和鳞状细胞癌）、腺细胞异常；⑤其他恶性肿瘤细胞。

2. HPV 检测

HPV 检测作为子宫颈癌及其癌前病变的常规筛查手段已逐渐在临床上推广。HPV 检测与细胞学检查联合应用于子宫颈癌初筛，可有效地减少细胞学检查的假阴性结果。

3. 阴道镜检查　用于筛查发现子宫颈有异常者。阴道镜可进一步观察早期病变,并选择在可疑病变处行子宫颈活组织检查。

4. 子宫颈活组织检查　是确诊子宫颈鳞状上皮内病变及子宫颈癌的可靠方法。凡任何肉眼可疑病灶或阴道镜检查诊断为高级别病变者,均应行子宫颈活组织检查。

5. 其他检查　确诊后根据情况选择胸部 X 线或 CT 平扫、膀胱镜检查、直肠镜检查、超声检查和静脉肾盂造影等影像学检查以协助诊断。

 边学边练

小组讨论学习,请完善刘女士的护理评估。

(五) 治疗原则

根据临床分期、患者的全身情况、年龄、生育要求、医疗技术水平及设备条件等,综合考虑制订适合患者的个体化治疗方案。临床上多采用手术及放疗为主、化疗为辅的综合治疗。

1. 手术治疗　主要用于早期子宫颈癌(I A ~ II A 期)患者。

2. 放射治疗　根治性放疗适用于部分 I B3 期和 II A2 ~ IV A 期患者或全身情况不适宜手术的早期子宫颈癌患者。辅助放疗适用于手术后病理检查发现有中或高危因素的患者。姑息性放疗适用于晚期患者局部减瘤放疗或者对转移病灶的姑息治疗。

3. 全身治疗　包括全身化疗、靶向治疗及免疫治疗。化疗主要用于晚期、复发转移患者或根治性同期放化疗,也可用于手术前后的辅助治疗。

【常见护理诊断 / 问题及护理目标】

常见护理诊断 / 问题	护理目标
1. 焦虑、恐惧　与确诊子宫颈癌导致的心理应激及预后有关	患者焦虑或恐惧的程度减轻,能积极配合治疗
2. 疼痛　与癌症晚期病变浸润和手术切口创伤有关	患者疼痛程度减轻,手术切口愈合良好
3. 排尿障碍　与术后影响正常的膀胱功能及害怕疼痛有关	患者的排尿功能恢复良好
4. 知识缺乏:缺乏预防子宫颈癌和术后随访的相关知识	患者能说出子宫颈癌的预防措施及出院随访的相关知识

【护理措施】

（一）专科护理

1. 一般护理

（1）休息与活动：保持病房内环境安静、温度适宜及空气清新，让患者在舒适的环境中休养及康复。护士应经常巡视患者，协助其翻身，指导卧床患者进行床上肢体活动，预防长期卧床并发症的发生；注意帮助患者渐进性增加活动量。为患者提供安静和舒适的睡眠环境，减少夜间不必要的治疗及护理，必要时可使用镇静剂。

（2）营养及饮食：根据治疗方案、患者病情和营养状况等综合考虑。注意纠正患者的不良饮食习惯，兼顾其饮食喜好，以多样化食谱满足患者的需要。

2. 手术治疗患者的护理

（1）术前准备：术前3日，每日用0.02%聚维酮碘溶液灌洗或擦洗阴道2次，灌洗时应注意动作要轻柔，以免损伤病灶而引起大出血。若病灶处活动性出血较多，应及时报告医生，备好急救物品，并协助医生用消毒纱布条压迫止血，认真交班、遵医嘱及时取出或更换纱布条。术前1日晚行清洁灌肠。手术日晨行子宫颈及阴道消毒，其余准备详见第六章妇科手术患者的护理。

（2）术后护理：按腹部手术患者的术后护理进行。子宫颈癌根治术后留置尿管7～14日，期间应注意留置尿管的护理并指导患者行盆底肌肉锻炼，在拔除尿管前3日开始夹管，每2小时开放一次，以训练膀胱功能，拔尿管后做好排尿观察与护理，其他护理详见第六章妇科手术患者的护理。

3. 放疗和化疗患者的护理　化疗患者的护理详见第八章第三节化疗患者的护理。放疗的近期不良反应有膀胱炎及直肠炎，一般能自愈；远期不良反应包括直肠溃疡、狭窄、血尿，甚至形成直肠阴道瘘或膀胱阴道瘘。

（二）心理护理

利用视频、图片等资料向患者和家属介绍子宫颈癌的发生及发展过程，介绍诊治过程中可能出现的问题及其应对措施。告知早期患者行根治术或放疗的治疗效果，列举成功病例，给予患者心理支持，增强其战胜疾病的信心。

边学边练

小组讨论学习，对刘女士实施个性化护理。

（三）健康教育

1. 预防措施　子宫颈癌是可以预防的肿瘤。

（1）一级预防：推广HPV预防性疫苗接种。

HPV 疫苗

二价 HPV 疫苗:适用于 9~45 岁女性;推荐第 0、1、6 个月各接种 1 针;能有效地预防 HPV16 型和 18 型病毒;可预防 70% 子宫颈癌。

四价 HPV 疫苗:适用于 20~45 岁女性;推荐第 0、2、6 个月各接种 1 针;能有效地预防 HPV6 型、11 型、16 型和 18 型病毒,可预防 70% 子宫颈癌、90% 尖锐湿疣。

九价 HPV 疫苗:适用于 16~26 岁女性;推荐第 0、1、6 个月各接种 1 针;能有效地预防 HPV6 型、11 型、16 型、18 型、31 型、33 型、45 型、52 型和 58 型病毒;可预防 90% 子宫颈癌、85% 阴道癌及 90% 尖锐湿疣。

（2）二级预防:普及和规范子宫颈癌的筛查,早期发现鳞状上皮内病变。主要的筛查策略为细胞学与 HPV 联合筛查、细胞学初筛、HPV 初筛。

（3）三级预防:及时治疗高级别病变,可阻断子宫颈浸润癌的发生。

（4）开展预防子宫颈癌相关知识的宣教,提倡晚婚晚育和少生优生。有接触性阴道流血或绝经前后异常阴道流血者应尽早就医。

2. 出院指导

（1）随访指导:治疗后 2 年内每 3~6 个月复查 1 次;3~5 年内每 6 个月复查 1 次;第 6 年开始每年复查 1 次。随访内容包括妇科检查、阴道脱落细胞学检查、血常规、胸部 X 线摄片、子宫颈鳞状细胞癌抗原、超声检查、CT 或磁共振检查等。

（2）生活指导:护士应注意帮助患者调整自我,协助其重新评价自我能力,根据其具体状况提供有关术后生活方式的指导,包括根据机体康复情况,逐渐增加活动量和强度,适当参加社会交往活动或恢复日常工作。性生活的恢复需根据术后复查结果而定,护士应认真听取患者对性问题的看法和疑虑,提供针对性的知识帮助。

边学边练

小组讨论学习,对刘女士进行健康教育。

【护理评价】

1. 患者焦虑和恐惧是否减轻。

2. 患者疼痛是否缓解,切口是否愈合良好。

3. 患者是否有尿潴留或尿路感染等并发症的发生。

4. 患者是否能说出子宫颈癌的预防措施,是否能复述出院后的随访时间。

第二节 子宫肌瘤患者的护理

 工作情景与任务

导入情景:

孙女士,42岁,G_2P_1。经量增多、经期延长1年余,近2个月来出现乏力、头晕等症状。妇科检查示:子宫颈光滑,子宫前位,约3个月妊娠大,形态不规则,质硬,双侧附件未触及异常。

工作任务:

1. 对孙女士完善护理评估。

2. 对孙女士实施个性化护理。

3. 对孙女士进行健康教育。

子宫肌瘤是女性生殖器最常见的良性肿瘤。其常见于30~50岁的妇女。

【概述】

(一)病因

子宫肌瘤的确切病因尚未明确,可能与女性激素有关。研究发现肌瘤中雌二醇的雌酮转化率明显低于正常的子宫平滑肌组织;肌瘤中雌激素受体浓度明显高于周边的正常平滑肌组织。有研究证实孕激素可促进肌瘤有丝分裂、促进肌瘤生长。细胞遗传学研究显示25%~50%子宫肌瘤中存在细胞遗传学的异常。

(二)分类

1. 按肌瘤生长部位 分为子宫体肌瘤和子宫颈肌瘤,前者约占90%。

2. 按肌瘤与子宫肌壁的关系 分为以下3类(图7-4):

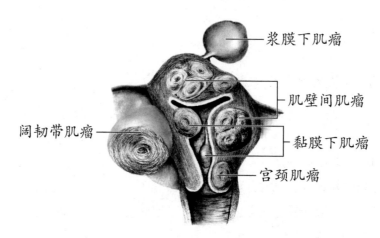

图7-4 子宫肌瘤分类示意图

（1）肌壁间肌瘤:最常见,约占 60%~70%。肌瘤位于子宫肌壁内,周围被肌层包围。

（2）浆膜下肌瘤:约占 20%。肌瘤向子宫浆膜面方向生长,突出于子宫表面,肌瘤表面仅由子宫浆膜覆盖。

（3）黏膜下肌瘤:约占 10%~15%。肌瘤向子宫腔方向生长,突出于子宫腔,表面仅由子宫黏膜覆盖。

（三）病理

1. 巨检　肌瘤表面光滑,为实质性球形包块,质硬,压迫周围肌壁纤维形成假包膜。肌瘤单个或多个,大小不一。切面呈灰白色,可见漩涡状或编织状结构。

2. 镜检　肌瘤主要由梭形平滑肌细胞与不等量的纤维结缔组织构成,肌细胞大小均匀,排列成漩涡状或棚状。

（四）肌瘤变性

肌瘤变性是指子宫肌瘤失去原有的典型结构,包括:

1. 玻璃样变　又称透明变性,最常见。肌瘤剖面的漩涡状结构消失,由均匀透明样物质取代。

2. 囊性变　玻璃样变继续发展,肌细胞坏死液化,出现大小不等的囊腔,内含清亮无色液体,也可凝固成胶冻状。

3. 红色变性　常见于妊娠期或产褥期。肌瘤剖面呈暗红色,质软,漩涡状结构消失。

4. 肉瘤样变　较少见,为恶性病变。其多见于绝经后子宫肌瘤伴有疼痛和出血者。质软且脆,切面呈灰黄色,与周围组织界限不清。

5. 钙化　多见于蒂部细小、血供不足的浆膜下肌瘤或绝经后妇女的肌瘤。

【护理评估】

（一）健康史

询问患者的年龄、月经史和生育史;是否有不孕或自然流产史;是否有长期使用女性性激素的诱发因素;发病后患者的月经变化情况;曾接受的治疗经过、疗效和用药后的机体反应。

（二）身体状况

1. 症状　多数患者无明显症状。症状与肌瘤的部位、大小和有无变性相关。常见症状包括:

（1）经量增多、经期延长:最常见。其多见于大的肌壁间肌瘤和黏膜下肌瘤,为肌瘤使内膜面积增加且影响子宫收缩所致。当黏膜下肌瘤伴坏死感染时,可出现不规则阴道流血或血样脓性排液等。长期经量增多可继发贫血。

（2）下腹包块:肌瘤逐渐增大使子宫超过 3 个月妊娠大时,患者可在下腹扪及包块。

（3）白带增多:肌壁间肌瘤可引起子宫腔面积增大、内膜腺体分泌增多,导致白带增多。黏膜下肌瘤感染时可有大量脓性白带。若有溃烂、坏死和出血,可有血性或脓血性、伴有恶臭的阴道排液。

（4）压迫症状：子宫前壁下段肌瘤压迫膀胱引起尿频；子宫颈肌瘤可引起排尿困难和尿潴留。阔韧带肌瘤或子宫颈巨大肌瘤向侧方生长压迫输尿管，可导致肾盂积水。子宫后壁肌瘤压迫直肠可引起便秘。

（5）其他：包括下腹坠胀和腰酸背痛。浆膜下肌瘤发生蒂扭转后可引起急性腹痛。肌瘤红色变性者可引起急性下腹痛，伴恶心、呕吐和发热。黏膜下肌瘤由子宫腔向外排出时也可引起腹痛。黏膜下肌瘤及引起子宫腔变形的肌壁间肌瘤可引起不孕或流产。

2. 体征　与肌瘤大小、位置、数目及有无变性相关。妇科检查扪及子宫增大，单个或多个、表面不规则的结节状突起。黏膜下肌瘤位于子宫腔者，子宫均匀增大；脱出于子宫颈外口者，阴道窥器检查时可看到子宫颈口处有肿块，呈粉红色，表面光滑，子宫颈外口边缘清晰；伴有感染时可有坏死、出血和脓性分泌物。浆膜下肌瘤可扪及单个、实质性的球状肿块，与子宫间有蒂相连。

（三）心理－社会状况

患者得知患有子宫肌瘤时，常担心患了恶性肿瘤，随之会为选择何种处理方案而出现焦虑和无助感；或因接受手术治疗而恐惧不安。

（四）辅助检查

超声检查可区分子宫肌瘤与其他盆腔肿块。磁共振检查能准确判断肌瘤大小、数目及位置。宫腔镜、腹腔镜和子宫输卵管造影等可协助明确诊断。

边学边练

通过角色扮演，对孙女士完善护理评估。

（五）治疗原则

根据患者的年龄、症状、生育要求和肌瘤的大小、生长部位、数目等综合考虑，选择合适的治疗方法。

1. 随访观察　无症状者一般不需治疗，尤其是近绝经期妇女。每 3～6 个月随访一次。

2. 药物治疗　适用于症状轻、近绝经年龄或全身情况不宜手术者。

3. 手术治疗　是子宫肌瘤患者的主要治疗方法。

（1）适应证：月经过多致继发贫血；严重腹痛、性交痛或慢性腹痛、肌瘤蒂扭转引起的急性腹痛；有膀胱或直肠压迫症状；因肌瘤造成不孕或反复流产；疑有肉瘤变。

（2）手术途径：可经腹、经阴道或经宫腔镜、腹腔镜进行。

（3）手术方式：肌瘤切除术适用于希望保留生育功能者。子宫全切术适用于不要求保留生育功能或疑有恶变者。

常见护理诊断/问题	护理目标
1. 焦虑 与担心肌瘤恶变和术后生活方式的改变有关	患者焦虑程度减轻,情绪稳定
2. 感染的危险 与阴道反复流血、手术和机体抵抗力下降有关	患者能说出感染的预防措施,体温正常,阴道分泌物无异味
3. 知识缺乏:缺乏预防子宫肌瘤的相关知识	患者能说出预防子宫肌瘤的相关措施

【护理措施】

（一）专科护理

1. 一般护理 加强营养,指导患者进食高蛋白、高热量、高维生素和含铁丰富的食物。

2. 药物治疗患者的护理

（1）促性腺激素释放激素类似物:可抑制促性腺激素的分泌,降低雌激素至绝经后水平,并能抑制肌瘤生长使其萎缩,但停药后肌瘤又逐渐增大。用药后可引起绝经综合征,若长期使用可引起骨质疏松,故不推荐长期使用。

（2）米非司酮:可作为术前用药或提前绝经使用。因其增加了子宫内膜病变的风险,故不宜长期使用。

3. 手术治疗患者的护理 详见第六章妇科手术患者的护理。术后应注意预防阴道残端出血和感染。

（二）心理护理

与患者建立良好的护患关系,讲解疾病相关知识,耐心解答患者的疑问。告知患者子宫肌瘤为良性肿瘤,极少发生恶变,解除其恐惧心理。为患者提供表达其内心顾虑、恐惧、感受及期望的机会,帮助患者分析诊疗方法及护理过程,消除焦虑。

边学边练

小组讨论学习,对孙女士实施个性化护理。

（三）健康教育

1. 随访指导 每3～6个月复查1次。

2. 用药指导 应向患者详细说明药物名称、用药目的、方法、剂量、可能出现的不良反应和应对措施,嘱患者不可自行停药或改变剂量。

3. 术后指导 指导患者出院后1个月复查,了解术后恢复情况。嘱子宫肌瘤切除者术后避孕2年以上方可考虑妊娠。告知患者子宫全切术后可出现少量暗红色阴道流血;

术后 7~8 日阴道出血常为阴道残端肠线吸收所致,出血多时应及时就诊。性生活及日常活动的恢复需通过术后复查和评估后确定。出现不适或异常症状者需及时就诊。

 边学边练

小组讨论学习,对孙女士进行健康教育。

【护理评价】

1. 患者焦虑程度是否减轻。

2. 患者体温是否正常,是否无感染发生。

3. 患者是否能说出预防子宫肌瘤的措施。

第三节　子宫内膜癌患者的护理

工作情景与任务

导入情景:

张女士,56 岁,G₂P₁。绝经 5 年,阴道不规则流血 1 个月。妇科检查:子宫颈表面光滑,子宫前位,约 40 日妊娠大小,质软,双侧附件未触及异常。

工作任务:

1. 对张女士完善护理评估。

2. 对张女士实施个性化护理。

3. 对张女士进行健康教育。

子宫内膜癌是发生在子宫内膜层的一组上皮性恶性肿瘤,多见于 50 岁以上的妇女。

【概述】

(一)病因

确切原因尚未明确。通常分为两种类型:

1. **雌激素依赖型(1 型)**　多见,均为子宫内膜样癌,肿瘤分化较好,预后好。患者较年轻,常伴有肥胖、高血压、糖尿病、不孕或绝经延迟。

2. **非雌激素依赖型(2 型)**　少见,多见于老年妇女。恶性程度高、分化差,预后不良。

(二)病理

1. **巨检**　分为两种:

(1)弥散型:子宫内膜大部分或全部被癌组织侵犯,并突向子宫腔,常伴有出血和坏死。癌组织可侵入深肌层或子宫颈,若阻塞子宫颈管可引起宫腔积脓。

(2)局灶型:多见于子宫底或子宫角,呈菜花状或息肉状,易浸润子宫肌层。

2. 镜检　内膜样癌占80%～90%,内膜腺体高度异常增生,上皮复层并形成筛孔状结构。

(三)转移途径

多数子宫内膜癌生长缓慢,局限在子宫内膜或宫腔的时间较长,转移较晚。转移途径主要为直接蔓延、淋巴转移和血行转移。淋巴转移是子宫内膜癌的主要转移途径。

(四)临床分期

参考国际妇产科联盟(FIGO,2009年)修订的手术－病理分期(表7-2)。

表7-2　子宫内膜癌手术－病理分期

分期	累及范围
Ⅰ期	肿瘤局限于子宫体
Ⅱ期	肿瘤侵犯子宫颈间质,但无子宫体外蔓延
Ⅲ期	肿瘤局部和／或区域扩散
Ⅳ期	肿瘤侵及膀胱和／或直肠黏膜,和／或远处转移

【护理评估】

(一)健康史

评估患者年龄、既往史、月经史和婚育史。注意与子宫内膜癌发病相关的高危因素,如不孕、绝经延迟、肥胖、高血压或糖尿病;停经后是否接受过雌激素补充治疗;有无绝经后阴道流血或阴道排液史;询问其近亲家属的肿瘤病史;了解发病经过、有关检查和治疗等情况。

(二)身体状况

1. 症状

(1)阴道流血:多表现为绝经后阴道不规则流血,一般量不多。未绝经者可表现为经量增多或经期延长。

(2)阴道排液:多为血性液体或浆液性分泌物,合并感染时可出现脓血性排液,有恶臭味。

(3)下腹疼痛及其他症状:若癌组织累及子宫颈内口,可引起子宫腔积脓,出现下腹胀痛和痉挛性疼痛。癌组织浸润子宫周围组织或压迫神经,可引起下腹部或腰骶部疼痛。晚期患者可出现贫血、消瘦和恶病质等症状。

2. 体征　早期患者妇科检查时可无异常发现。晚期患者子宫增大,合并子宫腔积脓时有明显压痛,偶见子宫颈管内癌组织脱出,质脆,触之易出血。癌组织向周围组织浸润时,子宫固定,或在子宫旁扪及不规则结节样物。

（三）心理－社会状况

患者出现症状并需要接受各种检查时,常出现焦虑或恐惧等心理反应,担心检查结果及检查过程中带来的各种不适。当确诊为子宫内膜癌时,多数患者及其家属会出现焦虑或恐惧。

（四）辅助检查

1. **分段诊断性刮宫** 是目前早期诊断子宫内膜癌最常用、最有价值的方法。此方法不仅可以鉴别子宫内膜癌和子宫颈管腺癌,还可以明确子宫内膜癌是否累及子宫颈管,为治疗方案的制订提供依据。

2. **影像学检查** 经阴道超声检查可了解子宫大小、宫腔形状、有无赘生物、内膜厚度、肌层有无浸润及浸润深度。其他影像学检查如磁共振检查、CT、淋巴造影检查等均有助于协助诊断。

3. **宫腔镜检查** 可直接观察子宫腔和子宫颈管内有无癌灶存在、癌灶的大小和部位,并可在直视下活检。

（五）治疗原则

根据肿瘤累及范围、组织学类型,结合患者的年龄和全身情况制订适宜的治疗方案。

1. **手术治疗** 早期患者以手术为主,术后根据高危因素选择辅助治疗方法。晚期患者采用手术、放射或药物等综合治疗。手术治疗是首选的治疗方法。

2. **放射治疗** 可单纯放疗或与手术联合应用。

3. **化疗** 适用于晚期癌或复发癌患者,也可用于术后有复发高危因素患者的治疗。

4. **孕激素治疗** 主要用于保留生育功能的早期子宫内膜癌患者,也可作为晚期癌或复发癌患者的综合治疗方法之一。

【常见护理诊断/问题及护理目标】

常见护理诊断/问题	护理目标
1. 焦虑、恐惧 与接受相关诊疗和担心预后有关	患者焦虑、恐惧程度减轻
2. 睡眠形态紊乱 与住院后环境改变有关	患者能述说妨碍睡眠的因素,并列出应对措施
3. 知识缺乏:缺乏预防子宫内膜癌的相关知识	患者能述说预防子宫内膜癌的措施

【护理措施】

（一）专科护理

1. **一般护理** 鼓励患者进食高蛋白、高热量、高维生素的易消化饮食,进食不足或全身营养状况极差的患者可采取静脉补充营养。保持患者外阴清洁。为患者提供安静、舒适的睡眠环境,尽量减少夜间不必要的治疗和护理,必要时使用镇静剂。

2. **手术治疗患者的护理** 详见第六章妇科手术患者的护理。

3. **化疗和放疗患者的护理** 详见第八章第三节化疗患者的护理。放疗患者注意观察不良反应。

4. 孕激素治疗患者的护理　向患者讲解孕激素的作用机制、剂量、疗程和副作用等。孕激素以高效、大剂量和长期应用为宜,应用 12 周以上方可评定疗效。孕激素长期用药可引起水钠潴留、药物性肝炎等,但停药后可恢复。有血栓性疾病史者应慎用。

（二）心理护理

评估患者对疾病及相关诊治的认知程度,提供疾病相关知识,鼓励患者及家属提出疑问,耐心给予解答,增强其治病的信心。告知患者子宫内膜癌的预后较好,缓解其焦虑。

（三）健康教育

1. 预防措施

（1）普及防癌知识,宣传定期查体的重要性。对有高危因素的人群,如肥胖、高血压、糖尿病、绝经延迟、不孕或长期应用雌激素等,应密切随访。

（2）掌握雌激素的用药指征及用药方法,加强用药期间的监护。

（3）重视绝经后妇女阴道流血或绝经过渡期妇女月经紊乱的诊治。及时治疗子宫内膜不典型增生。

2. 出院指导　术后 2~3 年内,每 3 个月随访 1 次;3 年后,每 6 个月 1 次;5 年后每年 1 次。随访内容包括详细询问病史、妇科检查、盆腹腔超声检查、阴道细胞学检查、胸部 X 线摄片和血清癌抗原 125（cancer antigen 125,CA-125）检测等,必要时可行 CT 和磁共振检查。性生活恢复时间应根据复查情况而定。

【护理评价】

1. 患者焦虑、恐惧程度是否减轻。

2. 患者是否能适应医院的生活环境,睡眠是否良好。

3. 患者是否能说出子宫内膜癌的防治措施。

第四节　卵巢肿瘤患者的护理

工作情景与任务

导入情景:

高女士,30 岁,G_1P_1。查体发现盆腔包块 2 个月、突发剧烈腹痛 20 分钟。妇科检查:子宫颈表面光滑,子宫前位,大小正常,左侧附件区触及一压痛明显的包块,大小约 10cm × 8cm × 8cm,活动度好,张力大,右侧附件未触及异常。

工作任务:

1. 对高女士进行护理评估。

2. 对高女士实施个性化护理。

3. 对高女士进行健康教育。

卵巢肿瘤可发生在任何年龄,其中卵巢恶性肿瘤是女性生殖器常见的三大恶性肿瘤之一。由于卵巢位于盆腔深部,早期病变多无症状,故不易发现;晚期病变缺乏有效的治疗手段,死亡率居妇科恶性肿瘤的首位。

【概述】

（一）病因

病因尚未明确,目前认为可能与肿瘤家族史、高胆固醇饮食或内分泌因素有关。

（二）组织学分类

卵巢肿瘤是全身各器官原发性肿瘤中类型最多的部位。根据世界卫生组织制订的《女性生殖器肿瘤组织学分类（2014 年版）》,将卵巢肿瘤分为 14 大类,其中最主要的为以下 4 类：

1. 上皮性肿瘤　是卵巢肿瘤中最常见的组织学类型,约占 50%～70%。分为浆液性、黏液性、透明细胞、子宫内膜样、移行细胞和浆黏液性肿瘤,各类别根据其生物学行为又可分为良性肿瘤、交界性肿瘤和恶性肿瘤。其中浆液性癌占卵巢恶性肿瘤的 75%。黏液性囊腺瘤可形成人体最大的肿瘤;若瘤壁破裂,黏液性上皮可种植在腹膜上,分泌黏液形成腹膜黏液瘤。

2. 生殖细胞肿瘤　来源于生殖细胞,约占 20%～40%,分为畸胎瘤、无性细胞瘤、卵黄囊瘤等。畸胎瘤是最常见的卵巢生殖细胞肿瘤,其中成熟畸胎瘤又称皮样囊肿,为良性肿瘤。

3. 性索间质肿瘤　来源于原始性腺中的性索和间叶组织,约占 5%～8%。其中颗粒细胞瘤为低度恶性肿瘤,能分泌雌激素。偶见纤维瘤伴有腹腔积液和 / 或胸腔积液,称为梅格斯综合征,手术切除肿瘤后胸腔积液和腹腔积液可自行消失。

4. 转移性肿瘤　约占 5%～10%,继发于胃肠道、生殖道或乳腺等部位的原发性癌。其中较为常见的是库肯勃瘤,其原发部位是胃和结肠。

（三）转移途径

卵巢癌的主要转移途径为直接蔓延、腹腔种植及淋巴转移。血行转移少见。

（四）临床分期

参考国际妇产科联盟（FIGO,2014 年）的手术 - 病理分期（表 7-3）。

表 7-3　卵巢癌手术 - 病理分期

分期	累及范围
Ⅰ期	病变局限于卵巢
Ⅱ期	肿瘤累及单侧或双侧卵巢,并有盆腔内扩散（在骨盆入口平面以下）

分期	累及范围
Ⅲ期	肿瘤累及单侧或双侧卵巢,伴有细胞学或组织学证实的盆腔外腹膜转移或证实存在腹膜后淋巴结转移
Ⅳ期	超出腹腔外的远处转移

【护理评估】

（一）健康史

询问患者月经史及婚育史,了解有无高危因素存在。根据患者的年龄、病程长短及局部体征初步判断是否为卵巢肿瘤、有无并发症,并对肿瘤的良恶性做出初步判断。

（二）身体状况

1. 卵巢良性肿瘤　当肿瘤较小时,患者多无症状,多在妇科检查时偶然发现。肿瘤增大后,患者可感腹胀或腹部扪及肿块。当肿瘤占满盆腹腔时,可出现压迫症状,如尿频、便秘、气急和心悸等。腹部检查见腹部膨隆,叩诊为实音,无移动性浊音。双合诊检查和三合诊检查可在子宫一侧或双侧触及肿块,呈圆形或类圆形,多为囊性,活动,表面光滑,与子宫无粘连。

2. 卵巢恶性肿瘤　早期多无症状。晚期癌的主要症状为腹胀、腹部肿块、腹腔积液和其他消化道症状;部分患者可有恶病质表现;功能性肿瘤可出现不规则阴道流血或绝经后阴道流血。双合诊检查可触及肿块,多为双侧,实性或囊实性,活动差,表面凹凸不平,常伴有腹腔积液。三合诊检查可在直肠子宫陷凹处触及质硬的结节或肿块。

3. 卵巢良性肿瘤和恶性肿瘤的鉴别　见表 7-4。

表 7-4　卵巢良性肿瘤和恶性肿瘤的鉴别

鉴别内容	良性肿瘤	恶性肿瘤
病史	病程长,逐渐增大	病程短,迅速增大
体征	多为单侧,囊性,活动,表面光滑;多无腹腔积液	多为双侧,实性或囊实性,固定,表面凹凸不平;常有腹腔积液,多为血性,可查到癌细胞
一般情况	良好	恶病质
超声检查	液性暗区,可有间隔光带,肿块边缘清晰	液性暗区内有杂乱光团及光点,或囊实性,肿块边界不清

4. 并发症

（1）蒂扭转:为妇科常见的急腹症,约 10% 的卵巢肿瘤可发生蒂扭转。其好发于瘤蒂较长、活动度良好、中等大、重心偏于一侧的肿瘤,如成熟畸胎瘤。蒂扭转常发生在体位突然改变,或妊娠期、产褥期子宫大小和位置改变时(图7-5)。蒂扭转的典型症状是突然发生一侧下腹部剧痛,多伴恶心、呕吐甚至休克。双合诊检查可触及压痛的肿块,以蒂部最为明显。一经确诊,应尽快手术。

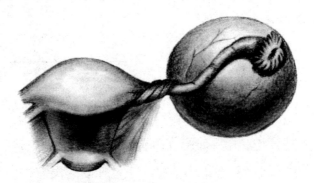

图7-5 卵巢肿瘤蒂扭转

(2)破裂:约有3%的卵巢肿瘤会发生破裂,可为外伤性破裂或自发性破裂。症状的轻重取决于流入腹腔囊液的量、性质和破裂口大小。体征有腹部压痛和腹肌紧张,可有腹腔积液,盆腔原有肿块消失或缩小。确诊后应立即手术。

(3)感染:较少见,多继发于蒂扭转或破裂。患者表现为发热、腹痛、腹肌紧张、腹部压痛及反跳痛、腹部肿块等。治疗原则是感染控制后手术切除肿瘤。

(4)恶变:肿瘤迅速生长,尤其双侧性,应考虑有恶变可能,应尽早手术。

(三)心理-社会状况

卵巢肿瘤发现初期,患者及家属多表现为焦虑和恐惧,迫切需要医护人员提供相关信息,渴望早日确诊;一旦确诊,多表现出悲观、绝望等不良情绪。年轻患者常因担心术后影响女性生理和生育功能而焦虑不安。有些患者担心术后自身形象受到破坏而产生自卑心理。

(四)辅助检查

1. 影像学检查

(1)超声检查:能检测肿瘤的大小、位置、形态及性质。

(2)磁共振、CT检查:磁共振检查可判断肿块的性质及其与周围器官的关系,有助于病灶定位,并确定病灶与相邻结构的关系。CT检查可判断癌灶周围侵犯情况、淋巴结转移和远处转移情况。

2. 肿瘤标志物

(1)血清CA-125:约80%患者的血清CA-125升高,多用于病情监测及疗效评估。

(2)血清甲胎蛋白(alpha-fetoprotein,AFP):对卵黄囊瘤有特异性的诊断价值。

(3)血清人绒毛膜促性腺激素(human chorionic gonadotropin,hCG):对非妊娠性绒癌有特异性。

(4)性激素:颗粒细胞瘤、卵泡膜细胞瘤可产生较高水平的雌激素。

（5）血清人附睾蛋白4（human epididymis 4，HE4）：与CA-125联合应用以判断盆腔肿块的性质。

3. 腹腔镜检查　可直接观察肿块外观和盆腔、腹腔和横膈等部位，在可疑部位进行多点活检；抽取腹腔积液，行细胞学检查，明确肿瘤性质。

4. 细胞学检查　抽取腹腔积液、腹腔冲洗液或胸腔积液，查找癌细胞。

（五）治疗原则

一经发现，应行手术。卵巢恶性肿瘤以手术治疗为主，辅以化疗或放疗。

【常见护理诊断/问题及护理目标】

常见护理诊断/问题	护理目标
1. 焦虑、恐惧　与担心肿瘤的性质和预后有关	患者焦虑、恐惧程度减轻
2. 自尊紊乱　与切除卵巢和子宫、化疗导致脱发有关	患者能表达对丧失卵巢和子宫的看法，能正确面对自身形象的改变，并积极接受治疗
3. 疼痛　与肿瘤压迫、手术损伤有关	患者疼痛减轻或消失
4. 营养失调：低于机体需要量　与卵巢恶性肿瘤慢性消耗、化疗不良反应有关	患者能说出营养不良的原因和应对措施，营养状况得到改善

【护理措施】

（一）专科护理

1. 一般护理　鼓励患者进食高蛋白、高热量、高维生素的易消化食物，进食不足或全身营养状况极差者，遵医嘱静脉补充营养。保持患者外阴清洁。为患者提供安静、舒适的睡眠环境，尽量减少夜间不必要的治疗和护理，必要时使用镇静剂。

2. 手术治疗患者的护理

（1）卵巢肿瘤蒂扭转或破裂者，遵医嘱做好急症手术的术前准备。

（2）巨大卵巢肿瘤患者术后用沙袋加压腹部，以防腹压骤降而引起休克。

（3）腹腔内有大量腹腔积液者，应协助医生做好腹腔穿刺术的相关护理，严密观察并记录生命体征、腹腔积液的性质、量及颜色等，一次放腹腔积液的量3 000ml左右，不宜过多，且速度要慢，以免腹压骤降而引起休克，放腹腔积液后应用腹带包扎腹部或放置沙袋。出现不良反应时应及时告知医生。

（4）提前联系好术中行快速切片组织学检查的相关事项；若术中确诊为恶性肿瘤，可能需要扩大手术范围，故术前应做好扩大手术范围的准备。

术前和术后护理详见第六章妇科手术患者的护理。

3. 化疗和放疗患者的护理　化疗患者的护理详见第八章第三节化疗患者的护理。对腹腔化疗患者，应协助其变换体位，使化疗药物尽量接触腹腔病灶。需放疗者，为其提供相应的护理措施。

（二）心理护理

建立良好的护患关系，了解患者的心理状况，为患者讲述同类患者治疗成功的典型案例，鼓励患者树立战胜疾病的信心。耐心向患者及家属讲解手术、化疗或放疗的必要性、治疗过程及预期效果等，促使患者以积极的心态接受各种诊疗方案。及时与患者家属进行沟通，增进家庭成员之间的互动，让患者能感受到来自家庭及社会的关心，消除孤独感，正确面对自身形象的改变，积极配合治疗。

（三）健康教育

1. 预防措施

（1）筛查：育龄期妇女每年、高危妇女每半年接受 1 次妇科检查，必要时进行血清 CA-125 检测和盆腔超声检查。

（2）宣传卵巢癌的高危因素，提倡高蛋白和富含维生素 A 的饮食，避免高胆固醇饮食，高危妇女可预防性口服避孕药。

（3）卵巢实性肿瘤或囊性肿瘤直径 >5cm 者应及时手术切除。盆腔肿块诊断不清或治疗无效者应尽早行腹腔镜探查或剖腹探查。

2. 出院指导

（1）随访指导：治疗后第 1 年，每 3 个月随访 1 次；第 2 年后 4～6 个月随访 1 次；第 5 年后每年随访 1 次。随访内容包括询问病史、体格检查、影像学检查和肿瘤标志物检测等。超声检查是首选的影像学检查方法。

（2）生活指导：护士应注意帮助患者调整自我，协助其重新评价自我能力。根据患者的具体状况提供有关术后生活方式的指导。性生活的恢复需根据患者术后复查结果而定。

【护理评价】

1. 患者焦虑、恐惧是否减轻，是否能正确对待疾病。

2. 患者是否能逐渐面对自身形象改变的事实。

3. 患者疼痛程度是否减轻或消失。

4. 患者是否能多摄入高蛋白、高营养饮食。

章末小结

　　本章学习重点是子宫肌瘤、子宫颈癌、子宫内膜癌、卵巢肿瘤患者的身体状况、专科护理和健康教育。学习难点是病理、临床分期。子宫肌瘤是妇科最常见的良性肿瘤，最常见的症状是经量增多、经期延长，可采用手术治疗和非手术治疗。子宫颈癌、子宫内膜癌、卵巢癌为女性生殖器常见的三大恶性肿瘤，其中以子宫颈癌最常见，其早期表现为接触性出血，筛查方法是子宫颈细胞学检查，确诊方法为子宫颈活组织检查；子宫内膜癌主要症状为绝经后妇女出现不规则阴道流血，确诊方法为分段诊断性刮宫；卵巢肿瘤有良性、恶性及交界性之分,卵巢癌发现时多已到晚期,病死率高;三种癌症的治疗应根据患者的年龄、临床分期和全身情况等综合考虑。在学习过程中注意比较四大肿瘤之间的区别,注重理论联系实际,根据患者的具体情况进行护理评估、提出护理问题和护理目标,并为其提供相应的护理措施,提高运用知识解决问题的能力。

（王雪芹）

 思考题

1. 李女士,33 岁,G₁P₁。近 1 年来经量增多,约为以往经量的 2～3 倍,经期延长,约 8～12 日,月经周期约 28～30 日,近 3 个月来自觉头晕、乏力,近 1 个月来出现尿频。李女士特别紧张,不知所措。查体:T 36.6℃,P 86 次 /min,R 18 次 /min,Bp 96/70mmHg,贫血貌,口唇苍白。妇科检查:子宫颈光滑,子宫如妊娠 3 个月大,质硬,双侧附件未触及异常。

工作任务:

（1）进一步完善护理评估,提出护理问题,并针对患者情况制订护理措施。

（2）护理过程中应注意的相关事宜。

2. 蔡女士,46 岁,G₂P₁。平时月经规则。1 年前出现性生活后阴道流血 3 次,量少,色鲜红,无其他不适,未行诊治。3 个月前开始出现不规则行阴道流血。查体:T 36.3℃,P 80次 /min,R18次 /min,Bp 100/80mmHg。阴道窥器检查:阴道未见异常,阴道穹隆光滑,子宫颈前唇见一菜花状肿物,直径约 2cm。双合诊检查:阴道通畅,子宫颈肿物质脆,有接触性出血,子宫前位,大小正常,活动度可,双侧附件未触及异常。

工作任务:

（1）进一步完善护理评估,提出护理问题,并针对患者情况制订护理措施。

（2）护理过程中应注意的相关事宜。

3. 朱同学,18 岁,大学生,无性生活史。上体育课时突发剧烈腹痛半小时,伴恶心、呕吐。查体:T 36.2℃,P 96 次 /min,R 20 次 /min,Bp 120/80mmHg。直肠－腹部诊检查:子宫大小正常,右侧附件区触及一囊性包块,大小约 10cm×8cm×8cm,活动度好,有明显压痛。

工作任务:

（1）进一步完善护理评估,提出护理问题,并针对患者情况制订护理措施。

（2）护理过程中应注意的相关事宜。

第八章 ｜ 妊娠滋养细胞疾病患者的护理

08章 数字资源

妊娠滋养细胞疾病是一组来源于胎盘滋养细胞的疾病,常见的有葡萄胎(包括完全性葡萄胎和部分性葡萄胎)、侵蚀性葡萄胎和绒毛膜癌,临床将其统称为妊娠滋养细胞疾病。临床诊断中将完全性葡萄胎、部分性葡萄胎归为葡萄胎,属于良性病变;侵蚀性葡萄胎与绒毛膜癌(简称绒癌)的临床表现、诊治原则基本相同,临床上将其归类于恶性肿瘤,与绒癌合称为妊娠滋养细胞肿瘤。

第一节 葡萄胎患者的护理

 工作情景与任务

导入情景:

王女士,24岁,因"停经70日,阴道少量流血2日"入院。平素月经规律3~4/30日,停经32日自测尿妊娠试验阳性。停经后有恶心呕吐等早孕反应。2日前起患者少量阴道出血,超声检查示宫内充满不均质蜂窝状回声,范围约6cm×3.5cm,β-hCG示50 000IU/L。

工作任务:

1. 进一步完善王女士的护理评估。

2. 配合治疗方案对王女士进行护理。

3. 对准备出院的王女士进行健康教育。

【概述】

葡萄胎也称水泡状胎块,因妊娠后滋养细胞异常增生、绒毛水肿增大,而形成大小不一的水泡,水泡间借蒂相连成串,形如葡萄,故称为葡萄胎。根据临床表现及病理特点等,葡萄胎可分为完全性葡萄胎和部分性葡萄胎,完全性葡萄胎占大多数,约为 80%。

（一）病因

葡萄胎的发病原因尚不清楚,完全性葡萄胎的发病有以下高危因素:

1. 营养状况与社会经济因素　饮食中缺乏维生素 A 及其前体胡萝卜素、动物脂肪的人群发病率显著升高。

2. 年龄　年龄 <20 岁和年龄 >40 岁的妇女发病率较高。

3. 地域　不同地域的发生率有明显差异。

4. 其他　既往葡萄胎病史、流产、不孕及遗传等因素也可导致发病率升高。

部分性葡萄胎发病的高危因素迄今为止了解较少,但已知与饮食因素、年龄因素无关。

（二）病理

葡萄胎的病变局限于子宫腔内,不侵入肌层,也不发生远处转移。

1. 完全性葡萄胎　宫腔内充满大小不一的水泡状组织,而无胎儿及脐带等附属物。显微镜下可见:①无胚胎及胎儿组织;②弥漫性滋养细胞增生;③绒毛水肿;④种植部位滋养细胞呈弥漫性和显著的异型性。

2. 部分性葡萄胎　部分绒毛呈水泡状,可合并胚胎或胎儿组织,但胎儿多已死亡或者发育异常,仅少数可存活。镜下可见:①有胚胎或胎儿组织存在;②局限性滋养细胞增生;③绒毛大小及其水肿程度明显不一;④绒毛呈显著的扇贝样轮廓、间质内可见滋养细胞包涵体;⑤种植部位滋养细胞呈局限和轻度的异型性。

【护理评估】

（一）健康史

详细询问患者的月经史、生育史、本人及家人既往疾病史及是否有滋养细胞疾病史;本次妊娠停经时间、早孕反应的时间及程度、有无腹痛及阴道流血等。如有阴道流血,应注意阴道流血出现的时间及有无水泡状物排出。

（二）身体状况

1. 症状　目前随着医疗诊断水平的提高,多数葡萄胎患者在早孕期就可得到诊治,故典型症状已经很少见。完全性葡萄胎的典型症状:

（1）停经后不规则阴道流血:为葡萄胎最常见的症状。常在停经 8～12 周开始出现不规则阴道流血,量多少不定,严重时可导致大出血甚至休克。大量流血时可见水泡状物,为葡萄胎组织自行排出所致。若反复大量阴道流血,可继发贫血和感染。

（2）妊娠呕吐:多见于子宫异常增大和hCG水平异常升高者,与正常妊娠相比,葡萄胎患者的呕吐出现时间较早,症状严重且持续时间长。

（3）早发性子痫前期:亦多见于子宫异常增大者,可在妊娠24周前即出现高血压、蛋白尿和水肿,但子痫少见。

（4）腹痛:多因葡萄胎迅速增长和子宫过度扩张所致,阴道不规则流血前就可出现,如出现黄素化囊肿扭转或破裂,则表现为急性腹痛。

（5）甲状腺功能亢进:表现为心动过速、皮肤潮热和震颤,T_3、T_4水平升高等。

部分性葡萄胎多表现为停经后不规则阴道流血,临床表现可与不全流产相似,但其他症状少见,程度也较完全性葡萄胎轻。

2. 体征

（1）子宫异常增大、变软:约半数葡萄胎患者的子宫大于停经月份,质地变软。

（2）卵巢黄素化囊肿(图8-1):大量hCG刺激卵巢卵泡内膜细胞发生黄素化而形成囊肿,称为卵巢黄素化囊肿,多为双侧,囊性,壁薄,表面光滑,活动度好。其常在葡萄胎清宫后2～4个月自行消退。

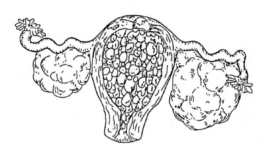

图8-1 卵巢黄素化囊肿

（三）心理-社会状况

患者及家属常担心清宫术是否安全而产生焦虑,并因担心疾病的预后及对生育的影响等而情绪低落。

（四）辅助检查

1. 超声检查　是诊断葡萄胎的首选辅助检查方法,推荐经阴道彩色多普勒超声。完全性葡萄胎超声下图像显示子宫增大,宫腔内充满不均质、密集状或短条状回声,呈"落雪状";或见到宫腔内大小不等的回声区,呈"蜂窝状"。宫腔内无妊娠囊或胎心搏动。可在一侧或双侧附件区测到多房性囊肿,壁薄,内有纤细分隔。部分性葡萄胎时可见胎儿或羊膜腔,但胎儿多合并畸形,宫腔内可见到水泡状胎块引起的超声图像改变。

2. 绒毛膜促性腺激素(hCG)测定　诊断葡萄胎的重要辅助检查。因滋养细胞高度增生,患者的hCG常处于超出正常妊娠水平的高值范围且持续不降。正常妊娠时,血hCG在8～10周达到高峰,持续1～2周后逐渐下降,但是葡萄胎患者的血清hCG可在8～10周后持续上升。

3. 印记基因检测　可有助于区别完全性葡萄胎和部分性葡萄胎。完全性葡萄胎不表达母源印记基因,部分性葡萄胎表达父源和母源印记基因。

4. DNA 倍体分析　完全性葡萄胎的染色体核型为二倍体,多为 46,XX(占 90%)或 46,XY。部分性葡萄胎的染色体核型为三倍体,常为 69,XXX 或 69,XXY。

5. 组织学检查　葡萄胎的最终诊断依据,葡萄胎患者每次清宫后的刮出物必须行组织学检查。

6. 其他　可做胸部 X 线或肺 CT、血常规、尿常规、血生化、甲状腺功能、血型等检查,全面评估患者状况。

（五）治疗原则

1. 清宫术　一旦临床确诊,应尽快清除子宫腔内容物,推荐在超声引导下进行清宫术。

2. 黄素化囊肿的处理　无需处理,清宫术后会自然消退。若发生扭转,可行穿刺抽吸囊液,囊肿缩小后多可自然复位;若扭转时间过久已有坏死,需切除患侧卵巢。

3. 预防性化疗　不常规推荐。存在高危因素的完全性葡萄胎患者,如果规律随访困难,可给予预防性化疗。部分性葡萄胎不做预防性化疗。高危因素有 hCG>100 000IU/L、子宫明显大于停经月份、黄素化囊肿直径大于 6cm、年龄大于 40 岁、重复性葡萄胎。预防性化疗在葡萄胎排空前或排空时实施,首选单药方案,常用药物有氨甲蝶呤(MTX)、放线菌素(Act-D),需多疗程化疗至 hCG 恢复正常为止。

 边学边练

小组讨论学习,完善案例中王女士的护理评估。

【常见护理诊断 / 问题及护理目标】

常见护理诊断 / 问题	护理目标
1. 焦虑　与担心清宫手术和预后有关	患者焦虑减轻或消失
2. 自我认同障碍　与生育愿望得不到满足及对将来妊娠结局的担心有关	患者能正视葡萄胎及流产的结局
3. 有感染的危险　与长期阴道流血、贫血造成免疫力下降有关	患者经治疗后未发生感染

【护理措施】

（一）专科护理

1. 一般护理　指导患者进食高蛋白、富含维生素 A、易消化饮食;适当活动,充分休息,以提高机体的免疫功能;密切观察生命体征,阴道不规则流血患者需注意流血的时间与量,观察阴道排出物,如有水泡状组织及时病理送检;及时更换卫生垫,保持外阴清洁干燥。

2. 清宫术患者的护理 完善全身检查,评估身体状况,遵医嘱对症处理,稳定病情。因葡萄胎子宫大而软,术中极容易发生穿孔及大出血,故术前需配血并建立有效的静脉通路,准备好缩宫素及抢救药品。手术时嘱患者排空膀胱,充分扩张子宫颈,选用大号吸管,在超声检查引导下进行清宫。术中严密观察血压、脉搏、呼吸,注意腹痛及阴道出血情况。如出血较多,可静脉滴注缩宫素,但需在子宫颈口充分扩张、清宫开始后才可使用,避免因宫缩导致滋养细胞沿静脉系统扩散造成肺栓塞。若怀疑子宫穿孔,需立即停止清宫操作,根据穿孔出现的时间和出血量决定是否需要开腹探查。术后注意患者生命体征及宫缩情况,必须将刮出物送病理检查,以明确葡萄胎诊断。术后禁止性生活及盆浴1个月以防感染。如患者子宫大于妊娠12周大小,清宫术难以一次清净,可在一周后行第2次清宫。

3. 预防性化疗患者的护理 见化疗患者护理相关内容。

(二)心理护理

向患者及家属耐心讲解有关葡萄胎的疾病知识,使患者和家属对疾病有正确的认识,减轻因妊娠失败带来的焦虑、抑郁,积极主动地配合治疗。

边学边练

小组讨论学习,对拟行清宫术的王女士实施护理。

(三)健康教育

葡萄胎虽然是良性疾病,但有部分病变可发展为滋养细胞肿瘤,具备高危因素时恶变概率更高,故定期随访至关重要,可早期发现滋养细胞肿瘤并及时处理。随访内容包括:

1. 血清 hCG 定量测定 hCG 是葡萄胎随访最重要的检查项目。葡萄胎清宫后,每周随访1次,直至连续3次正常,以后每个月1次共6个月,然后再2个月1次共6个月,自第1次阴性后共计1年。正常情况下,血清 hCG 在清宫术后会逐渐下降,首次降至正常时间约为9周,最长不超过14周;若清宫术后血清 hCG 持续异常,要考虑可能发生了滋养细胞肿瘤。

2. 询问病史 应注意月经是否规律,有无阴道异常流血,有无咳嗽、咯血及其他转移灶症状。

3. 妇科检查 根据病史选择是否行妇科检查,必要时作盆腔超声检查、胸部 X 线摄片或 CT 检查。

4. 指导避孕与妊娠 葡萄胎随访期间应可靠避孕,避孕方式可选择阴茎套或口服避孕药,不推荐宫内节育器,以免混淆子宫出血的原因或者造成子宫穿孔。若患者有生育需求,葡萄胎 6 个月后如果血清 hCG 已阴性即可妊娠。即使出现不足 6 个月妊娠的意外情况,只要血清 hCG 已经转阴,也无需终止妊娠,但需在孕早期做检查排除再次葡萄胎,并在分娩后随访血清 hCG 直至阴性。

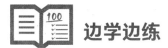 **边学边练**

小组讨论学习,对治疗结束准备出院的王女士进行健康教育。

【护理评价】
1. 患者焦虑是否减轻,能否积极配合治疗。
2. 患者能否正视葡萄胎和流产的结局。
3. 患者有无感染发生。

第二节　妊娠滋养细胞肿瘤患者的护理

 工作情景与任务

导入情景:

王女士,24 岁。因"葡萄胎清宫术后 3 个月,阴道不规则出血 15 日"入院,患者 3 个月前因"葡萄胎"行清宫术,术后病理提示葡萄胎。术后 1 周阴道出血停止,术后 3 周随访查血 β-hCG 4 000IU/L,术后 4 周复查血 β-hCG 9 500IU/L,后患者失联,未行治疗。患者自述清宫术后月经一直未复潮,但 15 日前开始出现阴道流血,前 5 日如正常经量,后表现为持续不规则流血,遂来院就诊。查血 β-hCG 85 000IU/L。超声检查示:子宫大小约 5cm×4cm×3cm,形态饱满,内膜厚约 7mm,前壁囊性灶约 3cm×2cm,血流丰富;左侧附件囊肿大小约 4cm×3cm,内呈多囊状。

工作任务:

1. 进一步完善患者资料,完成必要的辅助检查。
2. 制订正确的护理方案。
3. 对王女士进行健康教育。

妊娠滋养细胞肿瘤是妊娠滋养细胞疾病的恶性病变,包括侵蚀性葡萄胎、绒癌和胎盘部位滋养细胞肿瘤。本节主要讨论侵蚀性葡萄胎和绒癌,因其临床表现、诊治等各方面表现相似,故将两病合并叙述。

胎盘部位滋养细胞肿瘤

胎盘部位滋养细胞肿瘤是起源于胎盘种植部位的一种特殊类型的滋养细胞肿瘤,临床罕见,可继发于足月产、流产和葡萄胎,以闭经后不规则阴道流血或月经过多为最常见的症状。其多数不发生转移,预后良好;一旦发生转移,预后不良。

【概述】

(一)病史

妊娠滋养细胞肿瘤 60% 继发于葡萄胎,30% 继发于流产,10% 继发于足月妊娠或异位妊娠。侵蚀性葡萄胎仅继发于葡萄胎清宫术后,大多在清宫术后 6 个月以内继发,恶性程度不高,预后较好;绒癌可继发于流产、异位妊娠、足月产、葡萄胎甚至侵蚀性葡萄胎,大多数在葡萄胎清宫术后 1 年以上继发,恶性程度高,预后差。

(二)病理

侵蚀性葡萄胎水泡状组织的形态与葡萄胎相似,但组织侵入子宫肌层,镜下可见绒毛结构及滋养细胞增生和分化不良;也可见绒毛结构退化,仅余绒毛阴影。

绒癌原发灶多位于子宫体肌层内,也可突向宫腔或穿破浆膜,质地软而脆。镜下可见滋养细胞极度不规则增生,排列紊乱,不形成绒毛或水泡状结构,并广泛侵入子宫肌层及血管,造成大片出血、坏死。转移灶的共同特点是局部出血。

(三)转移途径

最主要的转移途径为血行转移,发生时间早且广泛。

(四)临床分期

采用国际妇产科联盟(FIGO)妇科肿瘤委员会制订的临床分期标准(2000 年),该分期包含解剖学分期和预后评分系统两个部分(表 8-1、表 8-2)。解剖学分期有助于明确肿瘤进展和各医疗单位之间比较治疗效果;预后评分可作为治疗方案制订和预后评估的重要依据,预后评分≤6 分者为低危,≥7 分者为高危。

表 8-1　滋养细胞肿瘤解剖学分期

分期	病变范围
Ⅰ期	病变局限于子宫
Ⅱ期	病变扩散,但仍局限于生殖器官(附件、阴道、阔韧带)
Ⅲ期	病变转移至肺,有或无生殖系统病变
Ⅳ期	所有其他转移

表 8-2　FIGO/WHO 预后评分标准

预后因素	评分			
	0	1	2	4
年龄 / 岁	<40	≥40		
前次妊娠	葡萄胎	流产	足月产	
距前次妊娠时间 / 月	<4	4～<7	7～12	>12
治疗前血 hCG/(IU·L^{-1})	≤10^3	>10^3～10^4	>10^4～10^5	>10^5
最大肿瘤直径（包括子宫）		3～<5cm	≥5cm	
转移部位	肺	脾、肾	胃肠道	肝、脑
转移数目		1～4	5～8	>8
先前失败化疗			单药化疗	多药化疗

备注:总分 0～6 分者为低危;≥7 分者为高危。

【护理评估】

（一）健康史

询问患者的月经史、生育史,尤其是末次生育状况;询问患者及其家族的既往疾病史,包括滋养细胞疾病史;若患者既往曾患葡萄胎,应详细了解清宫时间、次数及病理检查结果,询问清宫后阴道流血的情况、子宫复旧情况、随访资料等,询问患者是否进行过预防性化疗并了解化疗的时间、药物、剂量及治疗效果等治疗情况。

（二）身体状况

1. 无转移滋养细胞肿瘤　肿瘤病变局限于子宫。

（1）不规则阴道流血:葡萄胎清除后、流产、足月产或异位妊娠后出现阴道不规则阴道流血,也可表现为月经正常一段时间后再停经,继而出现不规则阴道流血。流血量多少不定,若流血时间长可致患者贫血。

（2）子宫复旧不全或不均匀增大:表现为葡萄胎排空后 4～6 周,子宫大小仍未恢复正常,且质软;子宫也可因肌层内病灶的影响,表现为不均匀增大。

（3）卵巢黄素化囊肿:由于 hCG 的持续作用,葡萄胎排空后卵巢黄素化囊肿仍可持续存在。流产、足月产或异位妊娠后,也可因 hCG 的作用发现卵巢黄素化囊肿的存在。

（4）腹痛:肿瘤组织穿破子宫,可引起腹痛和腹腔内出血症状。黄素化囊肿发生扭转或破裂时也可出现急性腹痛。

（5）假孕症状:患者可出现妊娠相关症状,如乳房增大,乳头、乳晕着色,外阴、阴道、子宫颈着色,生殖道质地变软,甚至有初乳样分泌物,为肿瘤分泌的 hCG 及雌、孕激素引起。

2. 转移性妊娠滋养细胞肿瘤　肿瘤病变出现在子宫以外的部位,可同时出现原发灶和转移灶的临床症状,也可只出现转移灶的临床症状。最常见的转移部位是肺,其次是阴道、盆腔、肝脏和脑等。

(1)肺转移:最常见的转移部位。病灶小时可无症状,病灶较大时可出现咯血、胸闷、胸痛和憋气等,以咯血最常见。也可因肺动脉滋养细胞瘤栓形成造成急性肺梗死,出现肺动脉高压和急性肺功能衰竭。

(2)阴道转移:病变常位于阴道前壁,局部可见紫蓝色结节,破溃后可引起大出血。

(3)脑转移:为主要死亡原因,预后不佳。按病情进展可分为三期:

1)瘤栓期:可出现一过性脑缺血症状,如突发性头痛、暂时性失语、失明、突然跌倒等。

2)脑瘤期:瘤组织突破血管侵入脑组织形成脑转移瘤,表现出不断进展的症状,如头痛、喷射性呕吐、偏瘫、抽搐直至昏迷。

3)脑疝期:脑瘤组织不断增大、周围组织出血、水肿,引起颅内压升高,形成脑疝,压迫生命中枢导致死亡。

(4)其他转移:包括肝、脾、肾等,临床症状视转移部位而异。

(三)心理－社会状况

患者及家属常因担心预后、化疗毒副作用及生育能力是否受影响而产生焦虑;因对治疗和生活失去信心,情绪低落甚至抑郁、绝望。

(四)辅助检查

1. 血清 hCG 测定　血清 hCG 水平异常是主要的诊断依据。葡萄胎清除后,若 hCG 测定 4 次(第 1 日、7 日、14 日、21 日)呈平台状态(±10%)并持续 3 周或更长时间,或连续测定 3 次(第 1 日、7 日、14 日)升高(>10%)并至少持续 2 周或更长时间;足月产、流产和异位妊娠后血清 hCG 超过 4 周仍持续高水平,或一度下降后又上升;排除妊娠物残留或再次妊娠,即可诊断为妊娠滋养细胞肿瘤。

2. 超声检查　检查子宫原发病灶最常用的方法。子宫正常大小或有不同程度增大;肌层内可见边界清但无包膜的高回声区,或边界不清且无包膜的不均匀回声区域,常可测到一侧或两侧卵巢黄素化囊肿。

3. 胸部 X 线　为常规检查,可用于诊断肺转移,典型的肺转移 X 线征象为棉球状或团块状阴影。

4. CT 和磁共振　肺 CT 可以发现肺部的较小病灶,磁共振主要用于脑、肝等转移灶的诊断。

5. 组织学检查　是区分侵蚀性葡萄胎和绒毛膜癌的主要依据。只要在子宫肌层或转移灶中见到绒毛结构或退化的绒毛阴影则为侵蚀性葡萄胎;仅见成片的滋养细胞浸润及出血坏死,未见绒毛结构为绒毛膜癌。

(五)治疗原则

以化疗为主,手术和放疗为辅。在明确诊断、正确临床分期的基础上,综合评估患者的预后、年龄、生育要求、辅助检查和全身状况等,实施分层治疗。

1. 化疗　低危患者选择单一药物,高危患者选择联合化疗。单药化疗常选氨甲蝶呤(MTX)、放射菌素 –D(Act-D)等;联合化疗首选 EMA-CO 方案或氟尿嘧啶(5-FU)为主的联合化疗方案。hCG 正常后,低危患者巩固化疗 2～3 疗程,高危患者巩固化疗 3 个疗程。

2. 手术　用于控制大出血等并发症、切除耐药病灶,可起到减少肿瘤负荷和缩短化疗疗程的效果。

3. 放射治疗　主要用于治疗肝、脑转移和肺部耐药病灶,应用较少。

 边学边练

小组讨论学习,完善该病例中王女士的护理评估。

【 常见护理诊断 / 问题及护理目标 】

常见护理诊断 / 问题	护理目标
1. 自我认同角色紊乱　与住院时间长、化疗有关	患者适应角色改变,主动参与护理活动
2. 潜在并发症:肺转移、脑转移等	避免转移灶引起的并发症

【护理措施】

（一）专科护理

1. 一般护理　鼓励患者进食高蛋白、高维生素食品,少食多餐,注意休息与活动,提高身体抵抗力。密切观察患者生命体征,评估患者腹痛及阴道流血情况,如有异常,立即通知医生并配合处理。定期检测 hCG,观察 hCG 的变化。如有转移病灶,注意密切观察转移灶的症状。

2. 放化疗、手术患者的护理　对接受放化疗及手术治疗的患者做好相关的护理配合。接受化疗者按化疗患者的护理常规护理(见本章第三节),手术治疗者按手术前后护理常规实施护理。

3. 不同转移灶患者的护理

（1）肺转移患者的护理:①卧床休息,呼吸困难时嘱患者半卧位并吸氧。②大咯血时患者有窒息、休克甚至死亡的危险,应嘱患者立即取头低患侧卧位,头偏向一侧,保持呼吸道通畅,轻击背部,排出积血;迅速通知医师,配合医师进行止血抗休克治疗。③按医嘱给予镇静剂及化疗药物。

（2）阴道转移患者的护理:①卧床休息,禁止性生活及不必要的阴道检查和阴道窥器检查。②因阴道转移病灶极易感染,遵医嘱用抗生素预防感染,并保持外阴清洁。③全身化疗 1～2 疗程后阴道转移灶多可完全消失,对患者做好化疗的护理配合。④准备好各种抢救器械、物品并配血备用,警惕阴道转移灶破溃大出血。密切观察阴道流血情况,如发生破溃大出血,可用无菌长纱条填塞阴道压迫止血。填塞的纱条需24~48小时内如数取出,并在取出时做好输液输血、抢救失血性休克的准备。若出血未止,给予输血、输液的同时继续用无菌纱条重新填塞。若存在转移灶位置高、填塞止血效果差等情况时,也可采用选择性髂内动脉栓塞术治疗。

(3)脑转移患者的护理:①脑转移患者可采取全身静脉联合化疗、放疗、鞘内化疗及开颅手术治疗,按医嘱给予止血剂、脱水剂、吸氧、化疗等治疗。②严格控制补液总量和补液速度,记录出入量。液体总量一般不超过2 500ml,以防颅内压升高。密切观察生命体征,一旦发现异常立即通知医生,并配合处理。③鼓励患者卧床休息,起床时应有人陪伴,以防发生瘤栓期的一过性脑缺血症状时受伤;如患者昏迷,应专人护理、放置床挡,按昏迷患者相应的护理常规实施护理。

(二)心理护理

应全面评估患者的心理状态,对其疑虑给予解释,向其提供有关治疗的知识,鼓励患者宣泄情绪,帮助他们面对现实,减轻焦虑,树立战胜疾病的信心。

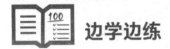 **边学边练**

小组讨论学习,对准备进行化疗的王女士实施护理。

(三)健康教育

1. 注意休息与营养,不过度劳累,有子宫外转移灶时应卧床休息,待病情缓解后再适当活动。

2. 出院后严密随访,第1次随访在出院后3个月,之后每6个月1次直至3年,而后每年1次至5年。随访内容同葡萄胎。

3. 随访期间严格避孕,有生育要求者,化疗停止≥12个月后方可怀孕。

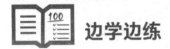 **边学边练**

小组讨论学习,对化疗结束准备出院的王女士进行健康教育。

【护理评价】

1. 患者能否积极配合治疗,是否树立战胜疾病的信心。

2. 患者转移灶引起的并发症是否得到恰当的护理。

第三节　化疗患者的护理

工作情景与任务

导入情景:

王女士,24 岁,因滋养细胞肿瘤(Ⅰ:5)入院治疗。患者已行放线菌素单药化疗 2 个疗程,化疗后恶心呕吐明显,出现口腔溃疡,无腹泻等其他不适。

工作任务:

1. 本次化疗开始前完善王女士的护理评估。

2. 对化疗结束后的王女士进行健康教育。

化学药物治疗,简称化疗,是目前恶性肿瘤的主要治疗方法之一。根据治疗目的,化疗可分为根治性化疗、辅助性化疗、新辅助化疗、姑息性化疗。滋养细胞肿瘤是所有肿瘤中对化疗最为敏感的一种,低危患者几乎 100% 治愈,高危患者的缓解率也可达到 80%～90%。

知识拓展

宋鸿钊与绒癌化疗

宋鸿钊是首批中国工程院院士,创建了大剂量化学药物治疗绒癌取得突破性成就,使全身多处转移晚期绒癌病人获得再生,并仍能生育。他的《绒癌的根治疗法及推广》获国家科技进步奖一等奖;他提出的绒癌临床分期疗法,被推荐给国际妇产科学联盟,接受为国际统一分期标准。

【概述】

(一)化疗药物的作用机制

化疗药物主要通过以下机制起作用:影响去氧核糖核酸(DNA)的合成;直接干扰核糖核酸(RNA)的复制;干扰转录、抑制信使核糖核酸(mRNA)的合成;阻止纺锤丝的形成;阻止蛋白质的合成。

(二)常用化疗药物分类

1. 传统方法　按照药物化学结构和来源分类:

(1)烷化剂:是属于细胞周期非特异性药物,可与细胞的蛋白质和核酸结合进而杀伤肿瘤细胞,对细胞有直接毒性作用,临床上常用环磷酰胺、邻脂苯芥和硝卡芥,一般以静脉给药为主,副作用有骨髓抑制、白细胞下降。

（2）抗代谢药物:属细胞周期特异性药物,能干扰核酸代谢,导致肿瘤死亡,常用的有氨甲蝶呤（MTX）、氟尿嘧啶(5-FU)。氨甲蝶呤为抗叶酸类药,一般经口服、肌内、静脉给药;氟尿嘧啶口服不吸收,需静脉给药。

（3）抗肿瘤抗生素:属细胞周期非特异药物,通过抑制酶的作用和有丝分裂或改变细胞膜来干扰DNA。常用的有放线菌素D。

（4）抗肿瘤植物药:可以干扰有丝分裂或酶的作用,从而防止细胞再生所必需的蛋白质合成。此类药物有长春新碱、紫杉醇。长春碱类属细胞周期特异性药物,一般经静脉给药。

（5）铂类化合物:属细胞周期非特异性药物,妇科肿瘤化疗中常用的有顺铂和卡铂。顺铂的主要副作用有恶心、呕吐等胃肠道反应和肾毒性,还可导致神经毒性包括周围神经炎和高频区听力缺损;卡铂的主要副作用为骨髓抑制,为剂量限制性毒性。

2. 按照作用机制分类　根据抗肿瘤作用的生化机制分:

（1）干扰核酸生物合成的药:如二氢叶酸还原酶抑制药MTX、胸苷酸合成酶抑制药（抗嘧啶)5-FU、嘌呤核苷酸互变抑制药(抗嘌呤)6-MP、核苷酸还原酶抑制剂羟基脲等。

（2）影响DNA结构与功能的药:烷化剂氮芥等、抗生素类博来霉素等、抑制拓扑异构酶类喜树碱等、金属化合物铂类等。

（3）干扰RNA合成的药物:通过与DNA结合抑制RNA多聚酶的功能,干扰mRNA的合成,如放线菌素D、多柔比星等。

（4）干扰蛋白质合成与功能的药物:如三尖杉酯碱、L-门冬酰胺酶、紫杉醇等。

3. 按刺激性分类　根据化疗药物外渗引起局部组织的损害程度分三类:

（1）发疱性药物:外渗后可引起局部组织坏死,临床使用时务必高度警惕。如放线菌素、长春新碱、长春瑞滨等。

（2）刺激性药物:外渗后可引起局部组织灼伤或轻度炎症,但无组织坏死。如环磷酰胺、卡铂、顺铂、紫杉醇、氟尿嘧啶等。

（3）非刺激性药物:外渗后不引起组织产生不良反应,如氨甲蝶呤、平阳霉素等。

4. 按照细胞动力学分类　依其作用的细胞周期时相可分为以下2类:

（1）细胞周期特异性药物:仅在细胞周期的特异时相才有作用,如抗代谢药（作用于S期)氨甲蝶呤（MTX）、氟尿嘧啶(5-FU)和植物药(作用于M期)长春新碱等。

（2）细胞周期非特异性药物:在细胞周期的任一时相都有作用,对非增殖周期的细胞也有作用,如烷化剂、抗肿瘤抗生素、铂类等。

（三）化疗药物的毒副作用

1. 骨髓抑制　主要表现为外周血白细胞和血小板计数减少。骨髓抑制最先表现为粒细胞为主的白细胞下降,多数在停药7~14日达到最低点,维持2~3日后缓慢回升,约第21~28日恢复正常,呈U形。不同药物下降的程度和持续时间不同,且存在个体差异性。血小板降低比粒细胞降低出现稍晚,也在2周左右下降到最低值,其下降迅速,在谷底停留时间较短即迅速回升,呈V形。服药期间血细胞计数虽有下降,在停药后多可自然恢复。目前临床普遍采用的化疗后骨髓抑制的分度是世界卫生组织抗癌药物急性及亚急性毒性反应分度标准,见表8-3。

表8-3 WHO骨髓造血毒性分度标准

骨髓抑制分度	0	I	II	III	IV
白细胞/($10^9 \cdot L^{-1}$)	≥4.0	3.0~3.9	2.0~2.9	1.0~1.9	<2.0
中性粒细胞/($10^9 \cdot L^{-1}$)	≥2.0	1.5~1.9	1.0~1.4	0.5~0.9	<1.0
血小板/($10^9 \cdot L^{-1}$)	≥100	75~99	50~74	25~49	<25
血红蛋白/($g \cdot L^{-1}$)	≥110	95~109	80~94	65~79	<65

2. 消化系统损害 最常见的表现为恶心、呕吐,多数在用药后2~3日开始,5~6日后达高峰,停药后逐步好转,一般不影响继续治疗。如呕吐过多可造成离子紊乱,出现低钠、低钾或低钙症状,患者可有腹胀、乏力、精神淡漠及痉挛等。有些患者会有腹泻或便秘,还可能发生消化道溃疡,以口腔溃疡多见,多数是在用药后7~8日出现,一般于停药后能自然消失。氟尿嘧啶有明显的胃肠道反应,包括恶心、呕吐、腹泻和口腔溃疡,严重时可发生假膜性肠炎。

3. 神经系统损害 包括中枢神经系统毒性和周围神经系统毒性。长春新碱、紫杉醇对周围神经系统毒性有毒性作用,表现为指、趾端麻木等。氟尿嘧啶可引起中枢神经系统病变如发生小脑共济失调。

4. 肝脏损害 化疗可导致剂量依赖性肝毒性和特异质性肝脏药物反应,常表现为转氨酶值升高,一般在停药后可改善。放线菌素和氨甲蝶呤可引起肝功能异常。

5. 泌尿系统损伤 环磷酰胺可引起出血性膀胱炎,顺铂、大剂量的氨甲蝶呤等容易导致肾毒性。临床可表现为血尿、蛋白尿、肾功能衰竭、尿毒症甚至死亡。

6. 心脏毒性 化疗可造成心包炎、心肌炎等多种心脏毒性表现。如表柔比星可产生与累积剂量相关的充血性心力衰竭。

7. 皮肤毒性 可表现为皮疹、脱发、瘙痒、皮炎或者色素沉着。皮疹可见于应用氨甲蝶呤后,严重者可引起剥脱性皮炎。脱发最常见于应用紫杉醇、放线菌素、表柔比星者,但停药后可重新长出。氟尿嘧啶易引起皮肤的色素沉着。

(四)给药方式
1. 口服用药 环磷酰胺、白消安、氨甲蝶呤等可口服给药。
2. 肌内注射 氨甲蝶呤可肌内注射给药。
3. 静脉全身化疗 化疗最常用的给药方式,适用于所有的妇科恶性肿瘤化疗,滋养细胞肿瘤患者仅行全身静脉化疗即可取得良好的治疗效果。

4. 动脉介入化疗　可使局部药物浓度升高,而不增加全身毒副作用。经股动脉穿刺介入,行动脉栓塞术及动脉灌注化疗,既可以控制肿瘤破裂造成的大出血、使肿瘤缺血坏死,又可以将高浓度抗癌药物直接输送到肿瘤部位,达到治疗和防止癌扩散的目的,对控制局部的癌灶有很好的治疗效果。

5. 鞘内注射　可用于滋养细胞肿瘤脑转移患者,常用药物MTX。

6. 腔内化疗　将化疗药物注入胸腔、腹腔、心包或者膀胱内进行灌注化疗,可治疗癌性胸水、盆腹腔转移、心包积液和膀胱癌等。

(五)给药顺序

化疗方案药物联合使用时的给药顺序至关重要,应遵循以下3个原则:

1. 相互作用原则　化疗药物之间发生相互作用,影响治疗效果和毒副作用的程度,应注意给药的先后顺序。如紫杉醇和顺铂联合化疗时,顺铂会延缓紫杉醇的排泄,加重不良反应的发生,联用时须先给予紫杉醇。

2. 细胞动力学原则　根据肿瘤的生长特点确定用药顺序。如生长较慢的肿瘤 G_0 期细胞较多,增殖期的细胞较少,宜先用周期非特异性药物杀灭一部分肿瘤细胞,使其进入增殖期后再用周期特异性药物;而生长较快的肿瘤增殖期的细胞较多,则应先用周期特异性药物大量杀灭处于增殖期的细胞以达到减少肿瘤负荷的效果,然后再用周期非特异性药物杀灭残存的肿瘤细胞。

3. 刺激性原则　使用非顺序依赖性化疗药物应根据药物的局部刺激性大小使用。先用刺激性大的药物,后用刺激性小的药物。因为化疗开始时静脉的结构稳定性好,药液渗出的机会小,对周围组织造成刺激损伤的风险小。

【护理评估】

(一)健康史

询问患者以往用药史,尤其是化疗史及药物过敏史。了解疾病的治疗经过、病程及治疗效果,询问既往接受化疗过程中是否出现过药物毒副反应及应对方案、目前的疾病情况。询问患者有无造血系统、消化系统及泌尿系统疾病病史。

(二)身体状况

1. 一般情况　监测患者的体温、脉搏、呼吸、血压、体重,了解患者的一般情况与日常生活规律,检查皮肤、黏膜、淋巴结有无异常。

2. 肿瘤情况　评估肿瘤症状和体征,化疗的效果及毒副作用等,为护理活动提供依据。

(三)心理-社会状况

化疗的不良反应会使患者产生焦虑、悲观情绪,对疾病预后的恐惧和因化疗带来的经济负担也会加重患者的不良情绪。

（四）辅助检查

1. 化疗前常规测血常规、肝肾功能、尿常规、大便常规、心电图、胸部 X 线等,对患者身体情况进行全面评估,评估重要脏器的功能,判断患者身体状况是否可耐受化疗。针对化疗药物的毒副作用评估重点脏器的功能,如顺铂重点评估肾脏的功能。根据肿瘤类型做相应的肿瘤标记物检测。滋养细胞肿瘤患者化疗前需测定血 hCG 的最高值、盆腔超声、CT 或 MRI。

2. 化疗后定时检测血常规及肝肾功等化验指标,如有异常及时处理。滋养细胞肿瘤患者每一疗程结束后,应每周测血 hCG,并适当进行超声、胸部 X 线、CT 等检查。

（五）治疗原则

选择原则上以疗效肯定而毒副作用轻的化疗方案为首选。化疗方案的实施要遵守规范化、个体化和知情同意的原则。

 边学边练

小组讨论学习,对准备进行化疗的王女士进行护理评估。

【常见护理诊断 / 问题及护理目标】

常见护理诊断 / 问题	护理目标
1. 焦虑　与担心化疗副作用与治疗效果有关	焦虑减轻或消失,积极配合治疗
2. 有感染的危险　与化疗引起的白细胞减少有关	患者经治疗未发生感染
3. 营养失调:低于机体需要量　与化疗所致的消化道反应有关	患者能正常进食,满足机体的营养需要

【护理措施】

（一）专科护理

1. 病情观察　每个疗程治疗前核对所有检查如血常规、肝肾功能及肿瘤标志物等,并确保患者对化疗知情同意。化疗期间,经常巡视患者,重视生命体征监测;使用易引起过敏反应的药物如紫杉醇等,应警惕过敏反应的表现;询问患者化疗之后的感觉;观察体温以判断有否感染;观察有无出血、腹痛、恶心、腹泻、尿频、尿急、血尿等症状;观察有无皮疹、脱发等表现;观察有无如肢体麻木等神经系统的副作用。

2. 用药护理

（1）准确测量并记录体重:化疗药物剂量可根据患者的体重或体表面积进行计算,而体表面积的计算多根据患者的身高和体重按照公式进行换算,故化疗患者需准确测量并记录体重,以便指导用药。为正确计算和调整药量,一般在每个疗程的用药前及用药中各测一次体重,应在早上、空腹、排空大小便后进行测量,酌情减去衣服重量。若体重不准确,用药剂量过大,可发生中毒反应;过小则影响疗效,产生耐药。

（2）正确使用药物:根据医嘱严格三查七对,正确溶解和稀释药物,并做到现配现用,一般常温下从配制到使用不超过 1 小时。如果联合用药应根据药物的性质排出先后顺序。放线菌素 D、顺铂等需要避光的药物,使用时要用避光罩或黑布包好;环磷酰胺需快速进入,应选择静脉推注;氟尿嘧啶、表柔比星等药物需慢速进入,最好使用静脉注射泵或输液泵给药;顺铂对肾脏损害严重,需在给药前后给予水化,同时鼓励患者多饮水并监测尿量,保持尿量每日超过 2 500ml。

（3）合理使用静脉血管并注意保护:遵循长期补液保护血管的原则,有计划地穿刺,可使用 PICC 及输液港等方式给药,以保护静脉并减少反复穿刺的痛苦。用药前先注入少量生理盐水,确认针头在静脉中后再注入化疗药物。一旦怀疑或发现药物外渗应重新穿刺,遇到局部刺激较强的药物,如氮芥、长春新碱、放线菌素 D 等外渗,需立即停止滴入并给予局部冷敷,同时用生理盐水或普鲁卡因局部封闭,用 50% 硫酸镁、金黄散外敷。如奥沙利铂、植物类化疗药物外渗,则给予干热敷,成人温度不宜超过 50～60℃。外渗时也可遵医嘱使用相应的解毒药物或治疗药物。化疗结束前用生理盐水冲管,以降低穿刺部位拔针后的残留药物浓度,起到保护血管的作用。

3. 动脉介入化疗的护理　动脉栓塞灌注化疗后穿刺点加压包扎 6 小时,穿刺侧肢体制动 8 小时,卧床休息 24 小时。栓塞术后患者可有疼痛、发热等表现,给予对症治疗。术后应密切观察穿刺点有无渗血、皮下淤血或大出血及足背动脉搏动情况。若有渗出应及时更换敷料,出现血肿或大出血者立即对症处理。

4. 毒副反应的护理

（1）骨髓抑制的护理:临床常用药物粒细胞集落刺激因子治疗粒细胞减少,有重度骨髓抑制病史的患者也可预防性使用。Ⅰ度粒细胞减少,原则上不用治疗,复查血常规;Ⅱ度粒细胞减少根据出现的时间和患者既往的病史酌情决定。若出现Ⅲ度和Ⅳ度粒细胞减少,必须使用粒细胞集落刺激因子治疗。白细胞数 $<3.0×10^9/L$,需报告医生停止化疗,白细胞数 $<1.0×10^9/L$,则需保护性隔离并使用抗生素预防感染。血小板减少的患者,护理与药物治疗同等重要。患者应减少活动,避免受伤,注意观察有无出血征象。血小板计数 $<50×10^9/L$,而且有出血倾向,则应输注单采血小板;血小板计数 $<20×10^9/L$ 有自发性出血可能,必须绝对卧床休息并使用单采血小板。

（2）口腔护理:进食前后用生理盐水漱口,睡前刷牙,保持口腔清洁,预防口腔炎症。若发现口腔黏膜充血疼痛,可局部喷洒西瓜霜等粉剂;若有黏膜溃疡,则做溃疡面分泌物培养,根据药物敏感试验结果选用抗生素和维生素 B_{12} 液混合涂于溃疡面促进愈合;使用软毛牙刷刷牙或用清洁水漱口,进食前后用消毒溶液漱口;给予温凉的流食或软食,避免刺激性食物;如因口腔溃疡疼痛难以进食时,可在进食前 15 分钟给予丁卡因（地卡因）溶液涂敷溃疡面;进食后漱口并用锡类散或冰硼散等局部涂抹。鼓励患者进食促进咽部活动,减少咽部溃疡引起的充血、水肿、结痂。

（3）止吐护理：在化疗前后给予镇吐剂，合理安排用药时间以减少化疗所致的恶心、呕吐；选择适合患者口味的食物，鼓励进食清淡、易消化、高热量、高蛋白、富含维生素饮食，少吃甜食和油腻食物，少量多餐，同时避免在化疗前后2小时内进食、创造良好的进餐环境等；对不能自行进餐者主动提供帮助，按患者的进食习惯喂食；患者呕吐严重时应补充液体，以防电解质紊乱。

（4）脏器毒性的护理：既往治疗出现过肝损害的患者，需调整药物及其剂量，若肝功异常不可进行化疗，并应用保肝药物。使用具有肾毒性药物，如顺铂，需从化疗前1日至化疗后2～3日每日静脉补液2 500～3 000ml以保证24小时大于2 500ml；用大剂量MTX治疗的患者，既要水化还要碱化尿液，并使用四氢叶酸解救。

（二）心理护理

提供疾病治疗的正面信息，鼓励患者及家属与同病种、治疗效果满意的患者相互交流，关心并安抚患者的恐惧、不适及疼痛，增强患者战胜疾病的信心。化疗开始前帮助患者做好心理建设，鼓励患者以积极乐观的状态看待化疗的不良反应，帮助患者度过心理危险期。

（三）健康教育

1. 讲解化疗护理的常识，包括化疗药物的类别、用药的注意事项、毒副作用的症状及处理方法；强调出现消化道不适时仍需坚持进食的重要性；帮助患者对脱发做好思想准备，安慰患者化疗造成的脱发在化疗结束后就会长出，患者可提前买好合适的假发以助于维持良好的形象与心情。

2. 由于白细胞下降会引起免疫力下降，特别容易感染，指导患者应在自觉乏力、头晕时以卧床休息为主，尽量避免去公共场所。

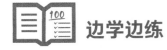 **边学边练**

小组讨论学习，对化疗结束准备出院的王女士进行健康教育。

【护理评价】

1. 患者焦虑是否减轻或消失，是否以平和的心态面对自己的形象改变，能否积极配合治疗。

2. 患者体温是不是正常，是否发生感染。

3. 患者能否坚持进食，保证机体需要，没有发生水电解质紊乱。

滋养细胞疾病来源于胎盘滋养细胞,常见类型有葡萄胎、侵蚀性葡萄胎和绒癌。

葡萄胎又称水泡状胎块,分为完全性葡萄胎和部分性葡萄胎。典型的临床表现是停经后阴道流血和子宫异常增大,超声检查是首选的辅助检查方式,hCG是重要辅助检查,最终确诊依靠组织学检查。葡萄胎一经诊断,应及时清宫并病理送检。治疗后必须定期随访,随访必查项目为hCG,随访期间注意避孕,避孕方式推荐口服避孕药和阴茎套,禁用宫内节育器。

侵蚀性葡萄胎和绒癌因表现相似,在临床上统称为滋养细胞肿瘤。侵蚀性葡萄胎继发于葡萄胎,恶性程度低,预后较好。绒癌可继发于葡萄胎、足月产、流产及异位妊娠,恶性程度高。两者最重要的鉴别标准是镜下是否可见到绒毛结构。滋养细胞肿瘤早期即可通过血行转移到肺。原发灶主要表现为异常阴道流血,子宫复旧不良或者不均匀增大。血hCG异常升高是主要诊断依据,影像学和组织学检查不是必须。化疗是首选治疗方法。化疗最严重的毒副作用是骨髓抑制。

(刘素梅)

 思考题

1. 孙女士,26岁,停经12周时出现阴道流血。既往月经周期规律。妇科检查:子宫如孕4月大,质软,两侧附件区均触及囊性、活动良好、无压痛的肿物,尿妊娠试验阳性。超声检查示:子宫腔内弥散分布的光点和小囊样无回声区,未见妊娠囊,无胎儿结构及胎心搏动。

工作任务:

(1) 对该患者进行护理评估,明确诊断。

(2) 针对该患者的状况制订护理措施。

(3) 患者清宫术后出院,请对患者进行健康教育。

2. 潘女士,40岁,因不规则阴道流血1周入院。患者3个月前行清宫术,1周前出现不规则阴道流血,量时多时少。妇科检查:子宫不均匀增大,质软。

工作任务:

(1) 完善护理评估以诊断。

(2) 为患者提供合适的护理措施。

3. 王女士,41岁,葡萄胎清宫术后3个月,阴道仍有不规则流血,尿妊娠试验阳性,检查见阴道有2cm×2cm紫蓝色结节,超声检查见子宫肌层蜂窝灶。入院诊断为侵蚀性葡萄胎,入院后拟行 5- 氟尿嘧啶(5-FU)+ 更生霉素(KSM)治疗。

工作任务:

(1)为该患者完善化疗前的辅助检查。

(2)为该化疗患者制订合适的护理方案。

第九章 | 外阴、阴道疾病患者的护理

09 章 数字资源

学习目标

职业素养目标: 具有高度的责任心,具有关心、体贴、尊重患者的素质,保护患者隐私。

知识目标: 掌握外阴、阴道疾病患者的护理评估及护理措施。
了解外阴、阴道疾病患者的常见护理诊断及护理目标、护理评价。

能力目标: 学会正确使用子宫托及盆底锻炼的方法。

第一节 外阴癌患者的护理

工作情景与任务

导入情景:

冯女士,60 岁,因"外阴瘙痒 1 年,发现外阴赘生物 4 个月"就诊。查体:左侧大阴唇见大小约 0.3cm×1.5cm 赘生物。活检提示为外阴恶性肿瘤。入院后行手术治疗,术后病理示:外阴角化型鳞状细胞癌。

工作任务:

1. 配合医生对冯女士进行手术护理。

2. 对术后准备出院的冯女士进行健康教育。

【概述】

外阴癌是少见的妇科恶性肿瘤,多发生于老年妇女,占女性生殖系统恶性肿瘤的 3%~5%。鳞状细胞癌最常见(80%~90%),黑色素瘤、基底细胞癌、前庭大腺癌等类型少

见,故本节仅讨论鳞状细胞癌。

（一）病因

病因尚不完全清楚,可能与 HPV 感染、慢性非瘤性皮肤黏膜病变(如外阴硬化性苔藓等)、吸烟、外阴尖锐湿疣等因素有关。

（二）病理

多数外阴癌镜下可见鳞状细胞分化较好,但位于前庭和阴蒂的病灶镜下可见细胞倾向于分化差或未分化。

（三）转移途径

转移途径以直接浸润、淋巴结转移为主,晚期可出现血行播散。

【护理评估】

（一）健康史

了解发病的高危因素,询问外阴瘙痒及肿块出现的时间、部位及伴随症状等。

（二）身体状况

1. 症状　最常见的症状为难以治愈的外阴瘙痒、外阴肿块或溃疡,可伴有出血及疼痛。癌灶若侵犯直肠、尿道或膀胱,可出现大小便异常等症状。

2. 体征　病灶多见于大阴唇,其次为小阴唇、阴蒂等,可呈结节状、菜花状、溃疡状,质硬,表面可有破溃和出血。部分病灶可见周围皮肤色素减退,累及淋巴结者可在腹股沟扪及肿大的淋巴结。

（三）心理－社会状况

长期的外阴瘙痒不适可使患者烦躁,工作及参与活动能力下降。外阴癌较其他生殖系统恶性肿瘤更少见,确诊后患者常感到悲哀、恐惧、绝望;手术后外阴形态及功能发生重大变化,患者身体完整性受到影响,患者常出现自尊低下、自我形象紊乱等心理方面的问题。

（四）辅助检查

组织病理学检查是确诊外阴恶性肿瘤的金标准,必要时可在阴道镜指引下取活体组织行组织病理学检查。

（五）治疗原则

以手术治疗为主,辅以放疗与化疗。早期外阴癌宜根据患者术前检查结果行个体化手术治疗,局部晚期则推荐放化疗联合手术的综合治疗。

【护理措施】

（一）专科护理

1. 术前护理　按一般会阴部手术进行术前准备;需外阴植皮者,应对供皮部位剃毛、消毒后用治疗巾包裹;备好术后所需棉垫、绷带及各种引流管(瓶)。

2. 术后护理　按照会阴部手术患者护理常规进行护理。术后协助患者取平卧外展屈膝体位,并在腘窝垫软垫;积极止痛;每日会阴擦洗,警惕感染征象;术后 2 日起,红外线照射会阴部、腹股沟部以促进切口愈合,每日2次,每次20分钟。

3. 放疗患者的皮肤护理　嘱患者放疗期间保持皮肤清洁干燥,避免搔抓损伤。放疗期间密切观察患者照射区域皮肤的颜色、结构及完整性,若出现放射损伤,及时根据损伤的程度进行护理。皮肤反应常在照射后8~10日出现。若出现红斑或干性脱屑,为轻度损伤,可在保护皮肤的基础上继续放疗;若出现水疱,为中度损伤,应停止放疗,局部涂1%甲紫或抗生素软膏;若出现局部皮肤溃疡,为重度损伤,停止放疗,局部可用生肌散或抗生素软膏换药。

（二）心理护理

针对患者表达的不适问题给予耐心的解释、帮助和支持;帮助患者恢复自尊,使患者对治疗充满信心,积极配合。

（三）健康指导

1. 健康宣教　重视阴道上皮内瘤样病变的有关高危因素,如高危型HPV感染等,积极治疗外阴瘙痒、外阴肿物及外阴硬化性苔藓等疾病;指导患者改变不良生活方式,改善营养,运动,戒烟;教会患者定期自检,警惕复发征象。

2. 随访　外阴癌预后与组织类型、临床分期,病灶大小及淋巴结转移等多个因素有关,复发多发生在治疗后2年内,故应密切随访。前2年每3~6个月1次,第3~5年每6~12个月1次,以后每年1次。随访内容包括有无肿瘤复发的征象、治疗导致的长期及晚期并发症等。

第二节　外阴、阴道创伤患者的护理

 工作情景与任务

导入情景:

程女士,20岁,在游乐场游玩从高处滑落时不慎撞击到外阴部,导致外阴肿胀疼痛,急诊入院。查体可见患者外阴无血染,外阴部左侧大阴唇处见一约5cm×6 cm大血肿,肿胀明显,表面呈暗紫色,局部张力高,无波动感,压痛显著。

工作任务:

1. 针对程女士的外阴创伤情况制订护理计划。

2. 对程女士进行健康教育。

【概述】

外阴、阴道创伤的病因可分为产科性和非产科性。最常见的是分娩导致的产科性创伤;非产科性创伤可因意外创伤、性生活等原因造成。车祸、高处摔伤、骑车跌倒、骑跨伤、尖锐硬物刺伤等意外可导致外阴、阴道创伤；初次性交可导致处女膜破裂，暴力性交可导致处女膜过度裂伤及阴道损伤，若幼女受到强暴可导致外阴、阴道及盆底软组织损伤。雌激素低下状态也可导致女性生殖道软组织弹性差，使受伤风险增加。

【护理评估】

（一）健康史

了解导致创伤的原因，评估创伤的高危因素。有部分患者及家属会因损伤部位特殊、涉及隐私等种种原因，出现隐瞒性生活史的可能，需注意仔细鉴别。

（二）身体状况

1. 症状　疼痛、出血为常见症状。伴有感染者，局部可有红、肿、热、痛的表现。因分娩导致的创伤多表现为产后出血。

2. 体征　外阴骑跨伤多发生在大阴唇；外阴受伤后可见外阴部紫蓝色血肿，压痛明显；或者外阴组织裂伤、活动性出血。阴道创伤者查体时可见阴道裂口及活动性出血。若损伤累及膀胱、尿道及直肠，可见尿液及粪便从阴道排出。因分娩导致的创伤体征表现见产后出血章节。

（三）心理-社会状况

患者及家属常因突发意外而表现出惊慌、焦虑等情绪反应，也可能会因隐私原因，出现隐瞒性生活史、抗拒沟通交流的可能。

（四）治疗原则

治疗原则为止血、止痛、防治感染和抗休克。

【护理措施】

（一）专科护理

1. 观察病情　密切观察患者的生命体征及神志的变化，做好输血输液、抢救休克的准备。

2. 保守治疗　因血肿小而采取保守治疗的患者，需卧床休息。每日冲洗外阴3次，大小便后及时清洁外阴，保持外阴清洁、干燥。24小时内对血肿进行冷敷，可降低局部血流量并减轻疼痛；24小时后可行热敷或超短波、远红外线照射，以促进血肿的吸收；会阴部位较敏感，创伤易引起疼痛和不适，遵医嘱及时给予镇静、止血、止痛的药物，减轻患者的疼痛及不适感。遵医嘱使用抗生素预防、治疗感染，外伤造成贯通伤者需注射破伤风抗毒素。

3. 手术护理　对因外阴血肿大或者持续出血及外阴、阴道裂伤需要手术的患者，向患者及家属解释手术的相关事项并做好术前准备。若术后阴道内填塞纱条，应注意如数取出；外阴加压包扎的患者，包扎松解后注意检查外阴伤口有无继续出血；若出现进行性疼痛加剧或阴道、肛门坠胀感等症状，警惕发生伤口血肿的可能。

（二）心理护理

使用亲切温和的语言安慰鼓励患者及家属，安抚其担忧，减轻恐惧及焦虑，使其能积极主动配合治疗。

（三）健康教育

1. 提高助产技术，积极预防分娩时操作不当等引起产道损伤的情况发生。

2. 避免外阴骑跨于尖锐的硬物上，避免骑跨栏杆或者椅凳。

3. 提倡婚前教育，科普正确的性生活知识，初次性交避免粗暴用力。

4. 哺乳期女性、绝经后阴道萎缩或者有阴道手术史、放疗史的患者，如性生活后出现流血，要考虑到阴道受伤的可能。

第三节　子宫脱垂患者的护理

 工作情景与任务

导入情景：

孙女士，62岁，因"发现外阴肿物脱出10年，加重6个月"入院。自述10年前开始于大小便擦拭时扪及外阴脱出一肿物，无触痛，平卧及休息后可回缩至阴道内，未行诊治。近半年来自觉肿物于休息及平卧时不再回缩，且逐渐增大。平素下腹坠胀感和腰骶部酸痛明显，偶有排尿困难，咳嗽、大笑时漏尿，无大便困难。患者育有3子1女，平日从事体力劳动。

工作任务：

1. 对孙女士进行护理评估并实施护理。

2. 对孙女士进行健康教育。

【概述】

子宫脱垂是指子宫从正常位置沿阴道下降，子宫颈外口达坐骨棘水平以下，甚至子宫全部脱出阴道口以外，常伴有阴道前后壁膨出。

（一）病因

1. 分娩损伤　为子宫脱垂最主要的原因。在分娩过程中，软产道及周围盆底组织极度扩张，肌纤维撕裂损伤，盆底支撑力量削弱，有阴道助产、第二产程延长及多次分娩史者盆底组织损伤更显著。产褥期为盆底恢复的最佳时期，若此时过早参加体力劳动，尤其是重体力劳动，将严重影响盆底组织张力的恢复，可导致尚未复旧的子宫有不同程度的位置下移。

2. 盆底组织退行性变或发育不良　年老的患者因绝经后体内雌激素水平下降，盆底组织萎缩退化，盆底支持组织薄弱进而导致子宫脱垂或加重子宫脱垂的程度；未产妇或处女偶可见子宫脱垂者，多系先天性盆底组织发育不良所致。

3. 长期腹内压增加　慢性咳嗽、便秘、持续负重及腹型肥胖等，可导致腹压增加，造成子宫向下移位。

（二）临床分度

目前国内临床广泛使用的分度标准是根据患者平卧时用力向下屏气时子宫下降程度判断，将子宫脱垂分为 3 度（图 9-1）：

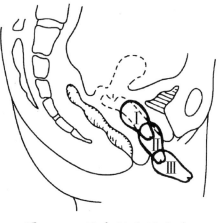

Ⅰ度：轻型为子宫颈外口距离处女膜缘小于 4cm，但尚未达处女膜缘。

重型为子宫颈外口已达处女膜缘，检查时在阴道口可见子宫颈。

Ⅱ度：轻型为子宫颈脱出阴道口，但子宫体仍在阴道内；重型为子宫颈及部分子宫体脱出阴道口。

图 9-1　子宫脱垂的分度

Ⅲ度：子宫颈和子宫体全部脱出至阴道口外。

知识拓展

盆腔器官脱垂定量分期法

盆腔器官脱垂指盆腔器官脱出于阴道内或阴道外。可单独发生，但一般情况下是联合发生。临床分度有几种方法，目前临床采用盆腔器官脱垂定量分期法（pelvic organ prolapse quantitation，POP-Q）。此分期系统是分别利用阴道前壁、阴道顶端阴道后壁上的 2 个解剖指示点与处女膜的关系来界定盆腔器官的脱垂程度。

【护理评估】

（一）健康史

了解患者有无产程异常、阴道助产术等病史；评估患者有无长期腹压增高情况，如慢性咳嗽、长期便秘等。

（二）身体状况

1. 症状　初期轻症患者可无明显症状，随着脱垂程度加重，患者可有腰骶部酸痛及下坠感，为子宫下移对韧带造成牵拉、盆腔充血所致。站立过久或劳累以后症状明显，卧床休息后症状减轻。伴有阴道前后壁脱垂的患者可出现排尿及排便异常。脱垂的子宫颈与阴道如与衣物摩擦，可出现溃疡出血，感染后可产生脓性分泌物。

2. 体征　可见阴道口有脱出的肿物，为位置下移的子宫颈及子宫体或阴道前后壁组织。初期平卧休息时脱出的肿物可变小或消失，随着病情加重，休息后亦不能回缩。子宫长期脱出的患者，可见子宫颈溃疡，表面可伴有出血或覆盖脓性分泌物。

（三）心理－社会状况

子宫及阴道脱出可影响患者的大小便及性生活,生活、工作及社会交往皆可受到影响,患者常出现自卑、焦虑、抑郁。

（四）辅助检查

1. **尿道活动性的测定**　对将要进行外科治疗的脱垂患者进行尿道活动性测定,可帮助决定是否需进行抗尿失禁的手术。

2. **膀胱功能评估**　行尿常规、尿培养、余尿测定、尿流动力学测定及泌尿系彩超检查,可帮助评估脱垂治疗后膀胱尿道的功能状态。

3. **子宫颈细胞学检查**　用于排除子宫颈病变。

4. **盆底功能评估**　可采用盆底肌电生理检查,评估盆底情况。

5. **盆腔超声**　排除盆腔疾病,评估盆底情况。

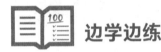 **边学边练**

小组讨论学习,完善孙女士的护理评估。

（五）治疗原则

1. **非手术治疗**　为盆腔器官脱垂的首选推荐的治疗方法,适用于轻度脱垂患者,也可用于有生育需求的患者及不能耐受手术或者不愿手术治疗的重度脱垂患者。

（1）盆底康复治疗:康复治疗包括盆底肌肉锻炼和生物反馈、电刺激等物理疗法,可有效增加盆底肌肉群的张力。盆底肌肉(肛提肌)锻炼也称为凯格尔(Kegel)锻炼,指导患者练习收缩肛门运动,用力收缩盆底肌肉,持续3秒以上后放松,每次10～15分钟,每日2～3次。

（2）子宫托:可以支持子宫和阴道壁并使其维持在阴道内而不脱出,适用于不适宜手术的患者。常用的子宫托有支撑型和填充型两大类。支撑型子宫托有环形(有隔膜或无隔膜)、拱形等;填充型子宫托有环形带角(牛角形)、立方形等。

（3）中药和针灸:补中益气汤加减可对轻症患者起一定作用;针灸治疗也可促进盆底肌张力恢复,缓解局部症状。

2. **手术治疗**　非手术治疗无效或Ⅱ度、Ⅲ度子宫脱垂者,可根据患者的年龄、全身状况及生育要求等采取个体化手术治疗,以达到缓解症状、恢复正常的解剖位置和脏器功能、有满意的性功能的治疗目标。手术分为重建手术和封闭手术,可以经阴道、腹部或者腹腔镜进行。常用手术方法有曼氏手术、经阴道子宫全切术及阴道前后壁修补术、阴道封闭术及盆底重建手术等。

【常见护理诊断 / 问题及护理目标】

常见护理诊断 / 问题	护理目标
1. 焦虑与抑郁　长期的子宫脱出影响正常生活有关	焦虑、抑郁减轻
2. 舒适度减弱　与子宫脱垂牵拉韧带、子宫颈表面溃疡有关	舒适度好转

【护理措施】

（一）专科护理

1. 一般护理　加强营养,肥胖患者注意控制体重;预防便秘;注意休息,适当活动,避免重体力劳动;积极治疗慢性咳嗽等增加腹压的原发疾病;指导患者做盆底肌肉锻炼以促进盆底功能恢复。

2. 子宫托使用护理　指导患者选择合适的子宫托并正确使用(图 9-2)。轻至中度子宫脱垂者可选择支撑型子宫托,重度子宫脱垂者选择填充型子宫托,并根据阴道的长度及宽度选择型号的大小。环形和环形带角形子宫托使用最为广泛。使用时需排空大小便,洗净双手,取膀胱截石位;环形子宫托需将其折叠后沿躯体冠状位完全放置入阴道内,然后调整子宫托环,使其一端置于耻骨后的阴道前壁,另一端置于阴道后穹隆;环形带角形子宫托需用拇指和示指握住球状手柄倾斜横向放入阴道口,并沿阴道后壁推进直至正确的位置。嘱患者屏气用力,若子宫托不脱出体外则为放置正确。子宫托大小型号的选择以患者感觉舒适且不影响正常排尿、排便为宜;子宫托和阴道壁之间应能容纳一个手指;子宫托可白日放置,睡前取出并清洗备用,亦可根据其类型放置一周,但无论何类子宫托均需嘱患者定期到医院复查,告知患者子宫托长期放置压迫阴道可导致异常分泌物增多、溃疡甚至生殖道瘘。绝经患者应在子宫托使用过程中使用雌激素软膏涂抹阴道;保持阴道清洁,月经期和妊娠期停止使用。

支撑型
子宫托

填充型
子宫托

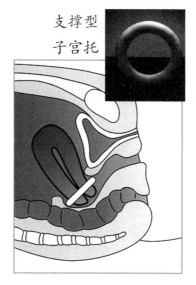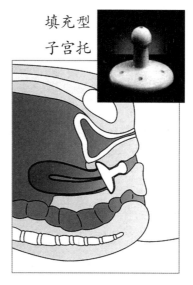

图 9-2　各种子宫托示意图

3. 手术患者的护理

（1）术前 5 日开始阴道准备，一般选用 1:5 000 高锰酸钾或 0.2% 聚维酮碘液；积极治疗局部炎症，若阴道有溃疡，阴道灌洗后涂含抗生素的软膏；冲洗后将脱垂的子宫还纳于阴道，嘱患者平卧半小时；用清洁的卫生带或者丁字带支托下移的子宫，避免子宫与内裤摩擦。

（2）术后卧床休息 7～10 日，宜平卧位，避免增加腹压的动作；留置尿管 10～14 日，每日会阴擦洗，保持外阴清洁干燥；用缓泻剂预防便秘；其余护理同一般会阴部手术患者。

（二）心理护理

患者由于长期受疾病折磨，往往有自卑、焦虑、抑郁情绪，护士应为其讲解疾病相关知识和预后；关心患者，消除患者心理负担，同时做好家属的工作，帮助家属理解患者，协助患者早日康复。

 边学边练

小组讨论学习，孙女士入院后进行经阴道全子宫切除及阴道前后壁修补术，现术后当日，请为孙女士实施术后护理。

（三）健康教育

1. 术后休息 3 个月，半年内避免体力劳动，禁止盆浴及性生活。术后 2 个月到医院复查伤口愈合情况，3 个月后再复查，医生确认完全恢复后方可有性生活。

2. 提高助产技术，规范处理产程，避免产程延长，规范会阴侧切与器械助产。

3. 科普妊娠分娩对子宫和盆底的影响，使产妇明白盆底肌功能锻炼的作用和重要意义，重视产后 6 个月的盆底功能恢复最佳时期，及时进行产后盆底康复。

 边学边练

小组讨论学习，对孙女士进行住院期间及出院健康教育。

【护理评价】

1. 患者不适感是否消失。

2. 患者焦虑抑郁是否减轻。

第四节　尿瘘患者的护理

工作情景与任务

导入情景：

王女士,48岁,因多发性子宫肌瘤入院行手术治疗。术后留置尿管24小时后拔除。术后第3日患者开始出现阴道持续排液,色黄,不能自控。

工作任务：

1. 请完善王女士的护理评估以明确诊断,评估原因。

2. 为王女士制订合适的护理计划。

【概述】

尿瘘是指泌尿道和生殖道之间形成异常通道,尿液自阴道排出,不能控制。

（一）分类

尿瘘可发生在多个解剖部位,根据位置不同,分为输尿管阴道瘘、膀胱阴道瘘、膀胱子宫颈瘘、膀胱尿道阴道瘘、尿道阴道瘘等（图9-3）,临床上以膀胱阴道瘘最为常见。

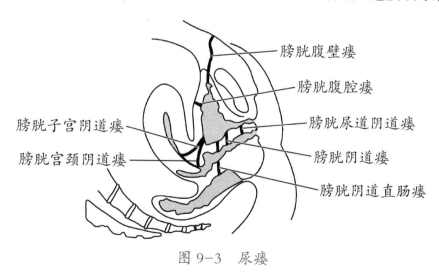

图9-3　尿瘘

（二）病因

尿瘘常见的原因是产伤和手术损伤。其他情况,如患者长期放置子宫托,或者患有生殖系统肿瘤晚期、肿瘤放射治疗后、膀胱肿瘤、结核或者结石等疾病,也可导致生殖道瘘。

【护理评估】

（一）健康史

详细询问患者,了解有无难产、盆腔手术、肿瘤、结核、放疗等相关病史;了解患者漏尿发生的时间与症状,评估患者目前存在的问题。

(二)身体状况

1. 症状　最常见、最典型的临床症状是阴道持续性无痛性不自主流液。瘘孔的位置不同,漏尿的表现形式也不同,可表现为持续漏尿、体位性漏尿、压力性尿失禁或膀胱充盈性漏尿等。

2. 体征　查体可见尿液自瘘孔流出。当输尿管阴道瘘时,有时候难以发现瘘孔,但可见尿液从阴道穹隆流出;若尿液刺激引起阴道周围组织增生,盆腔检查可扪及局部增厚。

(三)心理-社会状况

漏尿严重影响正常生活,患者表现为社交减少,焦虑,抑郁,常伴有无助感、自卑、失望等。

(四)辅助检查

1. 亚甲蓝试验　可鉴别膀胱阴道瘘、膀胱子宫颈瘘或输尿管阴道瘘。

2. 靛胭脂试验　将靛胭脂5ml注入静脉,10分钟内若看见蓝色液体流入阴道,可确诊输尿管阴道瘘。

3. 膀胱镜　可看见膀胱的瘘孔,明确数目、大小、位置等情况。

4. 输尿管镜　可明确输尿管阴道瘘。

(五)治疗原则

1. 非手术治疗　仅限于分娩或手术后7日内发生的膀胱阴道瘘和输尿管小瘘孔。

2. 手术治疗　手术修补为主要治疗方法,需根据尿瘘的病因选择合适的手术时间。

【护理措施】

(一)专科护理

1. 一般护理　加强营养,增强患者体质,纠正贫血等不利于疾病恢复的身体状况;鼓励患者多饮水以稀释尿液、冲洗膀胱,减少酸性尿液对皮肤的刺激,缓解和预防外阴皮炎,嘱患者每日饮水不少于3 000ml,必要时静脉输液以保证液体入量;非手术治疗的患者需保持正确的体位,使瘘孔高于尿液面,并留置尿管,以利于小瘘孔自行愈合,如膀胱阴道瘘的瘘孔在膀胱后底部者,应取俯卧位;瘘孔在侧面者应健侧卧位。

2. 手术护理　护理是保证尿瘘修补手术成功的重要环节。

(1)术前护理:治疗泌尿系统感染和外阴阴道炎症后再手术;绝经后女性至少手术两周前就要开始口服雌激素,以促进阴道上皮增生及术后伤口的愈合;术前3~5日开始每日坐浴,坐浴液可选用1:5 000的高锰酸钾或0.02%的聚维酮碘液等;外阴部有湿疹者可在坐浴后用氧化锌软膏治疗,待湿疹痊愈后再行手术;术前2日进行清淡少渣饮食,术前晚及手术日清晨各灌肠一次;手术当日早晨开始遵医嘱预防性使用抗生素。

(2)术后护理:卧床休息;留置导尿管7~14日,保持尿管通畅,检查有无脱落及阻塞并每日更换连接导尿管的橡皮管及储尿袋;每日擦洗外阴2次,大便后及时擦洗,保持外阴清洁干燥;术后继续使用抗生素、雌激素(1个月左右)。术后每日补液不少于3 000ml,

达到膀胱自净的目的。

（二）心理护理

指导家属关心、理解患者的感受,耐心解释和安慰患者,使患者和家属对治疗充满信心,能积极配合治疗。

（三）健康教育

1. 术后3个月内禁止性生活及重体力劳动。

2. 出院后注意观察有无尿失禁等异常情况。

3. 修补手术成功者若再次妊娠,应加强孕期保健并提前住院,剖宫产结束分娩。

4. 提高产科水平,预防产科因素导致的尿瘘的发生;当妇科手术时,对于有严重粘连或者广泛肿瘤浸润的患者,注意采取措施保护输尿管。

章末小结

外阴癌是少见的妇科恶性肿瘤,多见于老年女性,好发位置为大阴唇,常见病理类型为鳞癌,常见转移途径为直接浸润和淋巴结转移,组织学检查可以确诊,早期患者首选治疗为手术,晚期患者可综合治疗。

外阴阴道创伤常见的病因有产科性因素和非产科性因素,外阴骑跨伤最常见的位置为大阴唇。

子宫脱垂时子宫颈外口低于坐骨棘水平,可伴有阴道前后壁脱垂,最常见的原因是分娩损伤,根据脱垂程度可分为3度。可保守治疗,如使用子宫托、盆底康复治疗及药物治疗,也可手术治疗。盆底肌锻炼是重要的运动康复方式。手术治疗患者术后宜采取平卧位促进康复。

尿瘘表现为不能自控的阴道排液,最常见的类型为膀胱阴道瘘,可因产科性和损伤性两大原因造成,临床表现因瘘管位置不同而各异。手术是最主要的治疗方式,手术护理对治疗的成功起到关键作用。

（刘素梅）

 思考题

1. 徐女士,60岁,G₃P₁,因外阴菜花状肿物伴瘙痒、破溃、出血,来院就诊。查体时腹股沟区可扪及肿大、质硬、固定的肿块。

工作任务:

（1）请完善该患者的护理评估。

（2）请对该患者进行健康教育。

2. 张女士,63岁,以"有肿物自阴道脱出1年"入院。绝经15年,自述长期便秘。近5年常感下腹坠痛,腰骶部酸痛,近1年排便时有肿物自阴道脱出。妇科检查:子宫颈脱出在阴道外口,子宫颈糜烂。子宫体在阴道内。

工作任务:

(1)请对该患者进行正确的护理。

(2)医生建议应用子宫托,请教会该患者正确使用子宫托。

第十章 | 子宫内膜异位症及子宫腺肌病患者的护理

10章 数字资源

职业素养目标:具有尊重、理解患者的职业素养和良好的沟通指导能力。

知识目标:掌握子宫内膜异位症、子宫腺肌病的护理评估和护理措施。
了解子宫内膜异位症、子宫腺肌病的概念、护理目标和护理评价。

能力目标:学会对子宫内膜异位症、子宫腺肌病患者实施个性化护理和健康教育。

子宫内膜异位性疾病包括子宫内膜异位症和子宫腺肌病,两者均由具有生长功能的子宫内膜异位所致,常可并存。当子宫内膜腺体和间质出现在子宫体以外的部位时,称为子宫内膜异位症,简称内异症。异位内膜可侵犯全身任何部位,最常见的部位是盆腔内脏器及壁腹膜,其中以侵犯卵巢及子宫骶韧带最常见,其次是子宫浆膜、直肠子宫陷凹、子宫后壁下段等,异位内膜也可出现在手术切口、脐、外阴、肺等部位(图 10-1)。当子宫内膜腺体和间质侵入子宫肌层时,称子宫腺肌病。

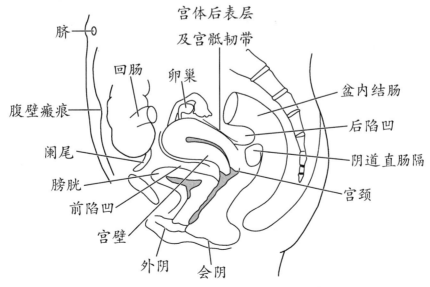

图 10-1 子宫内膜异位症的发生部位

第一节 子宫内膜异位症患者的护理

 工作情景与任务

导入情景：

廖女士,31岁,未婚,孕2产0,人工流产2次,子宫内膜异位症1年余。患者很焦虑、紧张,想知道自己以后能不能怀孕。

工作任务：

1. 正确对该患者进行护理评估。

2. 耐心解释,缓解患者的焦虑情绪。

3. 给患者做健康教育。

【概述】

子宫内膜异位症一般发生于育龄期妇女,以25～45岁多见,25%～35%的不孕患者与内异症有关。绝经后或双侧卵巢切除后异位内膜组织可逐渐萎缩吸收;妊娠或使用性激素抑制卵巢功能,可暂时阻止病情发展,故内异症是激素依赖性疾病。子宫内膜异位症虽为良性病变,但却具有类似恶性肿瘤的远处转移和种植、浸润生长及复发等恶性行为特点。

内异症的病因不清,目前主要学说及发病因素:

1. 种植学说 是目前较为公认的重要学说。该学说认为,经血中所含的子宫内膜细胞可随着经血逆流进入盆腔,种植于卵巢和邻近的盆腔腹膜,并在此处继续生长和蔓延,形成盆腔子宫内膜异位症。

2. 体腔上皮化生学说 盆腔腹膜或卵巢表面上皮都是由具有高度化生潜能的体腔上皮分化而来的,在炎症或卵巢激素的持续刺激下,均可被激活转化为子宫内膜样组织而形成子宫内膜异位症。

3. 诱导学说 种植的内膜释放某种未知物质,诱导未分化的间充质形成子宫内膜异位组织。

4. 其他因素 遗传因素、免疫与炎症因素。

【护理评估】

（一）健康史

了解患者的年龄、月经史、婚育史、家族史;了解患者有无痛经、不孕、性交不适、子宫颈狭窄或阴道闭锁经血排出不畅等病史;了解不孕症患者有无输卵管通液检查史;了解患者有无多次宫腹腔镜检查或手术史。

（二）身体状况

1. 症状

（1）下腹痛和痛经：内异症的主要症状是疼痛，典型症状是继发性痛经、进行性加重。

疼痛部位多在下腹、腰骶及盆腔中部，可放射至会阴、肛门及大腿，常在月经来潮时候出现，并持续整个经期。疼痛程度与病灶大小不一定成正比，盆腔内单个微小病灶可引起难以忍受的疼痛，而粘连严重的卵巢异位囊肿可能并无任何疼痛。少数患者可出现持续性下腹痛，经期加剧，也有 27%～40% 的患者无痛经。

（2）不孕：约 40% 患者不孕。

（3）性交不适：直肠子宫陷凹处的子宫内膜异位症者，可因出血致纤维组织增生，使子宫与周围器官发生粘连，表现为性交不适、性交痛。

（4）月经失调：约 15%～30% 的患者有经量增多、经期延长，或月经淋漓不尽，或经前期点滴出血。

（5）其他特殊症状：盆腔外任何部位有异位病灶时，均可在局部出现周期性疼痛、出血和肿块等症状。较大的卵巢子宫内膜异位囊肿发生破裂时囊内液流入盆腹腔，患者可出现突发性剧烈腹痛，伴恶心、呕吐和肛门坠胀，引起急腹症。

2. 体征　内异症患者子宫与周围组织粘连，致使子宫后倾、活动受限甚至固定。直肠子宫陷凹、子宫骶韧带或子宫后壁下段等部位可扪及触痛性结节，一侧或双侧附件处可扪及与子宫相连的不活动囊性包块，多有轻压痛。病变累及直肠阴道间隙，可于阴道后穹隆扪及甚至看到突出的紫蓝色结节。

（三）心理-社会状况

长期疼痛、不孕、药物治疗疗程长、费用高、副作用、手术风险、疾病复发等问题带给患者很大的心理压力，患者因此感到焦虑。因性交疼痛影响夫妻感情，婚姻质量下降，患者愈发烦躁、抑郁，失去治疗的信心。

（四）辅助检查

1. 超声检查　可以确定卵巢子宫内膜异位囊肿的位置、大小和形状，并可发现盆腔检查时未能扪及的包块，是诊断内异症及其病灶部位的重要方法。

2. 腹腔镜检查　是目前国际公认的诊断子宫内膜异位症的最佳方法，特别是对不明原因的不孕或腹痛者更是首选。腹腔镜下看到典型病灶或对可疑病变进行活组织检查即可确诊。

3. 血清 CA-125 和人附睾蛋白 4（HE4）　CA-125 测定对内异症的诊断特异性和敏感性均较低，可用于动态监测异位内膜病变活动情况，有助于评价疗效、追踪随访。内异症患者 HE4 多在正常水平，主要用于与卵巢癌相鉴别。

（五）治疗方法

治疗内异症的根本目的在于缩减、去除病灶，缓解症状，促进生育，预防和减少复发。采取以手术为主，药物为重要辅助的治疗手段。根据患者年龄、症状、病变部位、范围、对生育的要求等加以全面考虑，制订个体化治疗方案。原则上症状轻微者采用非手术治疗，定期随访;病变和症状严重且无生育要求者可考虑根治性手术。

1. 定期随访　适用于盆腔病变不严重、无明显症状者。一般每 3~6 个月做盆腔检查一次。有生育要求的患者,根据情况做必要的检查。随访期间,如发现症状或体征加剧应调整治疗方案。

2. 药物治疗　适用于有慢性盆腔痛、经期痛经症状明显、有生育要求及无卵巢囊肿形成患者。

(1) 非甾体抗炎药:通过抑制前列腺素的合成,减轻疼痛。根据需要使用,间隔不少于 6 小时。

(2) 口服避孕药:最早用于治疗内异症的激素类药物,适用于轻度内异症患者。长期连续服用避孕药造成类似妊娠的人工闭经,称"假孕疗法"。临床上常用低剂量高效孕激素和炔雌醇复合制剂。

(3) 孕激素类药物:通过抑制垂体促性腺激素分泌,并直接作用于异位内膜和子宫内膜,最初引起子宫内膜的蜕膜化,继而导致子宫内膜萎缩和闭经。临床上常用醋酸甲羟孕酮(醋酸甲孕酮)、甲地孕酮或炔诺酮等,一般连续使用半年。

(4) 孕三烯酮:是一种假绝经疗法,治疗后 50%~100% 患者发生闭经,症状缓解率达 95% 以上。

(5) 达那唑:适用于轻度及中度的内异症痛经明显患者。能抑制卵泡刺激素(FSH)、黄体生成素(LH)峰,抑制卵巢合成甾体激素,使子宫内膜萎缩,出现闭经,又称为假绝经疗法。

(6) 促性腺激素释放激素激动剂:能抑制垂体分泌促性腺激素,导致卵巢激素水平明显下降,出现暂时性闭经,又称为"药物性卵巢切除"。患者一般用药后第 2 个月开始出现闭经,使痛经缓解,停药后短期内可恢复排卵。

3. 手术治疗　适用于药物治疗后症状不缓解、生育功能未恢复者或局部病变加剧、较大的卵巢内膜异位囊肿者。腹腔镜手术是首选的手术方法,目前认为腹腔镜确诊、手术加药物为内异症治疗的"金标准"。

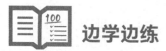 **边学边练**

请同学们通过角色扮演,完成对廖女士的护理评估。

 知识链接

手术治疗子宫内膜异位症的方式

1. **保留生育功能手术**　切净或破坏所有可见的异位内膜病灶、分离粘连、恢复正常的解剖结构,但保留子宫、一侧或双侧卵巢,至少保留部分卵巢组织。其适用于药物治疗无效、年轻和有生育要求的患者。术后复发率约40%,因此术后宜尽早妊娠或使用药物以减少复发。

2. 保留卵巢功能手术 切除盆腔内病灶及子宫,保留至少一侧或部分卵巢。其适用于Ⅲ、Ⅳ期患者、症状明显且无生育要求的45岁以下患者。术后复发率约5%。

3. 根治性手术 将子宫、双附件及盆腔内所有异位内膜病灶予以切除和清除,适用于45岁以上重症患者。术后不用雌激素补充治疗者,几乎不复发。

【常见护理诊断/问题及护理目标】

常见护理诊断/问题	护理目标
1. 疼痛 与经血潴留、下腹痛、痛经有关	疼痛减轻
2. 焦虑 与不孕、痛经、治疗效果有关	焦虑缓解
3. 自尊紊乱 与不孕引起的社会压力有关	正确面对疾病,积极治疗

【护理措施】

（一）专科护理

1. 一般护理 保持心情愉快,经期注意休息,保持会阴部清洁卫生,避免吃生冷食物。及时治疗容易引起经血逆流的疾病,如先天性生殖道畸形、闭锁、狭窄等。鼓励适龄妇女及时婚育。

2. 用药护理

（1）药物治疗的主要目的是缓解症状,延缓复发。耐心解答患者用药的具体问题,必要时向患者讲解药理知识,使其了解药物的治疗作用,明确使用剂量、服用时间、不良反应及注意事项。

（2）减少药物不良反应:非甾体抗炎药副作用主要为胃肠道反应,偶有肝肾功能异常,长期应用要警惕胃溃疡的可能。孕激素的副作用相对较轻,常见的有乳房胀痛、水钠潴留、食欲增加和体重增加等。睾酮类衍生物(达那唑)一般需连续用药6个月,副作用主要为男性化表现,如皮肤痤疮、毛发增多等。用药期间定期随访肝功能,已有肝功能损伤者不宜使用,停药后4～6周后可恢复月经和排卵,副作用大部分可随之消失。促性腺激素释放激素激动剂的副作用主要是雌激素水平低下造成的类似绝经综合征的表现,如阴道干燥、潮热、骨质疏松等。停药后大部分症状能缓解或消失,但骨质疏松恢复较慢,需向患者强调并防止意外骨折。

亮丙瑞林在子宫内膜异位症治疗中的应用

亮丙瑞林为促性腺激素类药物,呈绒毛状固体。临床上常用于子宫内膜异位症;伴有月经过多、下腹痛、腰痛及贫血等的子宫肌瘤;绝经前乳腺癌,且雌激素受体阳性患者;前列腺癌;中枢性性早熟症。

目前临床上主要使用亮丙瑞林的醋酸盐,是由于醋酸亮丙瑞林室温下性能更稳定,但注射溶液一旦打开或利用专用溶剂将灭菌粉末配成溶液后应立即使用,剩余药液应废弃。用附加的悬浊液配制时,摇动以不起泡为限,使粒子充分悬浊。首次应用本品,少数患者会出现暂时性骨痛加剧,可行对症治疗。因亮丙瑞林静脉注射可诱发血栓,只可皮下注射。注射所用针头不得小于23号,注射部位可选用上臂、腹部、臀部,每次须更换注射部位,针头不得插入血管,患者不得按摩注射部位。对有可能出现尿潴留或脊髓压迫症者,除应慎重用药外,还应在用药开始后的1个月内进行密切观察,并采取适当的处理措施。

3. 手术护理　目前认为以腹腔镜确诊、手术联合药物治疗是内异症治疗的"金标准"。对于希望妊娠的患者,在其手术治疗后,应向其宣教尽早妊娠的好处,并鼓励尽快妊娠。手术护理方法详见第六章第一节妇科腹部手术患者的护理。

(二)心理护理

应根据患者及其家庭的需求,个性化地制订治疗和护理方案。鼓励患者说出内心的担忧,针对患者急需解决的不同问题给予相应治疗,缓解患者的焦虑情绪。向患者介绍疾病的相关知识,取得患者对治疗方案的理解和配合,增强患者及家属战胜疾病的信心。

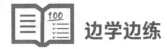 **边学边练**

请同学们通过角色扮演,帮助廖女士缓解焦虑情绪。

(三)健康教育

1. 防止经血逆流　经期注意休息,避免剧烈运动、性生活,及时治疗子宫颈狭窄、先天性生殖道畸形、阴道闭锁等引起经血逆流的疾病。

2. 口服避孕药　可抑制排卵,促进子宫内膜萎缩,降低内异症的发病风险。对于需要避孕的内异症患者可推荐使用药物避孕。鼓励适龄妇女及时生育。

3. 防止医源性异位内膜种植　尽量避免多次子宫腔手术操作,子宫颈或阴道的手术应在月经干净后3~7日内进行。人工流产吸宫术时,子宫腔内负压不宜过高,避免突然将吸管拔出,导致子宫内膜碎片和子宫腔血液随负压被吸入腹腔。经期一般不做妇科检查。

4. 患者定期门诊随访　如有异常及时与医生联系,以便调整治疗方案。

边学边练

小组讨论,如何对廖女士进行正确的健康教育。

【护理评价】

1. 患者疼痛是否减轻。

2. 患者焦虑是否缓解。

3. 患者能否正确认识疾病,并积极配合治疗。

第二节　子宫腺肌病患者的护理

【概述】

子宫腺肌病与子宫内膜异位症病因不同,但均受雌激素的调节,多发生在 30～50 岁经产妇,约 15% 合并子宫内膜异位症,约半数合并子宫肌瘤。

子宫腺肌病患者部分子宫肌层中的内膜病灶与子宫腔内膜直接相连,故认为子宫肌层的内膜病灶由基底层子宫内膜侵入肌层生长所致(图 10-2)。多次妊娠和分娩、人工流产、慢性子宫内膜炎等造成子宫内膜基底层损伤,与腺肌病发病密切相关。腺肌病常合并子宫肌瘤和子宫内膜增生,提示高水平雌孕激素刺激也可能是促进内膜向肌层生长的原因之一。

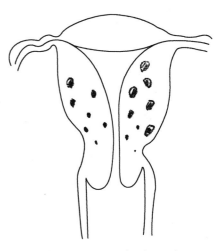

图 10-2　子宫腺肌病

【护理评估】

（一）健康史

了解患者的年龄、月经史、婚育史、家族史;有无剖宫产、诊断性刮宫、人工流产等手术史;有无慢性子宫内膜炎病史,是否存在其他高雌激素血症、遗传等高危因素。

（二）身体状况

1. 症状

（1）月经改变:表现为经量过多、经期延长,经量一般大于 80ml,月经过多的发生率为 40%～50%。

（2）痛经:逐渐加重的痛经,疼痛位于下腹正中,常于经前 1 周开始,直至月经结束。痛经的发生率为 15%～30%。

（3）有 35% 的患者无典型症状。

2. 体征　妇科检查子宫均匀增大，一般不超过 12 周妊娠子宫大小。部分患者有局限性结节隆起，质硬有压痛，经期更甚。无症状者有时不易与子宫肌瘤鉴别。

（三）辅助检查

酌情选择影像学检查，确诊取决于术后的病理检查。

（四）治疗原则

根据患者的症状、年龄和生育要求而定。对于症状轻、有生育要求及近绝经期患者可试用药物治疗。年轻或希望生育的患者，可试行病灶切除术，但术后有复发风险。对症状严重、无生育要求或药物治疗无效者，应行子宫全切术。是否保留卵巢，取决于卵巢有无病变和患者的年龄。

【常见护理诊断 / 问题及护理目标】

常见护理诊断 / 问题	护理目标
1. 贫血或感染　与月经过多有关	无贫血或感染发生
2. 疼痛　与痛经有关	疼痛减轻
3. 焦虑　与痛经、治疗效果有关	焦虑缓解

【护理措施】

（一）专科护理

1. 保持心情愉快，经期注意休息，保持外阴清洁；科学膳食，生活规律，积极锻炼。

2. 遵医嘱严格按疗程服药，不能随意停药，在药物治疗期间会出现不良反应，应告知患者不良反应会在停药后消失，嘱其坚持用药。

3. 手术护理详见第六章第一节妇科腹部手术患者的护理。

（二）心理护理

及时解除患者的疑虑，进行心理疏导和安慰；告知患者有关疾病治疗的进展和疗效，树立康复的信心。

（三）健康教育

1. 经期避免剧烈运动、性生活及妇科检查，避免重力挤压子宫。严重的子宫后倾、阴道闭锁患者及时手术治疗。

2. 指导女性选择合适的避孕措施，避免多次人工流产。

3. 指导患者养成良好的卫生习惯，及时治疗生殖道感染，避免慢性子宫内膜炎的发生。

4. 根据患者治疗情况给予生育指导。

【护理评价】

1. 患者有无贫血或感染发生。

2. 患者疼痛是否缓解。

3. 患者焦虑是否减轻。

本章学习重点是子宫内膜异位症患者和子宫腺肌病患者的护理评估和护理措施。当子宫内膜腺体和间质出现在子宫体以外的部位时，称为子宫内膜异位症。当子宫内膜腺体和间质侵入子宫肌层时，称子宫腺肌病。异位内膜以侵犯卵巢及子宫骶韧带者最常见。

子宫内膜异位症的典型症状是继发性痛经、进行性加重，约40%患者出现不孕。目前认为以腹腔镜确诊、手术联合药物治疗是内异症治疗的"金标准"。

子宫腺肌病以月经改变和逐渐加重的进行性痛经为主要症状，确诊取决于术后的病理检查。根据患者的症状、年龄和生育要求选择药物治疗或手术治疗。

患者因长期疼痛、不孕、药物治疗疗程长等问题，常感到焦虑，在与患者沟通的过程中要体现关爱、体贴患者的职业素养，增强患者及家属战胜疾病的信心。

（张彬妮）

 思考题

林女士，34岁，子宫下段剖宫产术后5年，近4年痛经逐渐加重。妇科检查：子宫后位，较正常略大，活动欠佳，阴道后穹隆可触及多个豆粒大痛性结节。诊断为子宫内膜异位症。患者非常焦虑，紧张。

请问：

1. 如何帮助林女士缓解紧张焦虑的情绪？
2. 根据林女士现在面临的护理问题，护理措施有哪些？

第十一章 | 计划生育妇女的护理与妇女保健

11章 数字资源

学习目标

职业素养目标:具有良好的沟通能力和健康教育的能力;关爱妇女,保护患者隐私。

知识目标:掌握工具避孕和药物避孕的适应证、禁忌证及护理要点。

熟悉早、中期人工终止妊娠的方法及护理;妇女各期保健内容。

了解避孕方法的种类及应用;计划生育及妇女保健的意义。

能力目标:能指导妇女选择合适的避孕方法;能为实施计划生育手术的妇女提供护理。

计划生育是指采用科学的方法有计划地生育子女并提高人口素质,也是保护妇女生殖健康的重要内容。常用的计划生育方法有避孕、避孕失败的补救措施及绝育。护士可通过宣传、教育、培训、指导等途径,使育龄妇女了解常用避孕方法的相关知识,并协助育龄妇女根据自身特点选择适宜、安全、有效的避孕方法。

第一节　避孕方法及护理

 工作情景与任务

导入情景:

张女士,30岁,平时月经规律,孕3产2,近两年之内暂无生育要求,现来医院咨询,以便选择安全、有效、合适的避孕方法。

工作任务:

1. 根据张女士的情况向她介绍几种避孕方法,供其选择。

2. 针对张女士选择的避孕方法进行健康教育。

避孕是计划生育的重要组成部分,是指采用科学的方法,在不妨碍健康和性生活的前提下,使妇女暂时不受孕。目前常用的避孕方法有工具避孕、药物避孕和其他避孕方法。

一、工 具 避 孕

【种类及应用】

工具避孕是利用工具阻止精子与卵子结合,或改变子宫腔内环境干扰孕卵着床而达到避孕的目的。常用的工具有宫内节育器、阴茎套、阴道套及阴道杀精剂等。

(一)宫内节育器

宫内节育器(intrauterine device,IUD)是一种安全、有效、经济、可逆、简便的避孕方法,是目前我国育龄期妇女避孕的主要措施。

1. 种类 分为惰性宫内节育器和活性宫内节育器两大类(图11-1、图11-2)。

(1)惰性宫内节育器:为第一代宫内节育器,多由金属、硅胶、塑料或尼龙等不释放任何活性物质的材料制成,由于脱落率和带器妊娠概率高,现已淘汰。

(2)活性宫内节育器:为第二代宫内节育器,以惰性宫内节育器为载体,增加活性物质如铜离子、孕激素或其他药物。活性宫内节育器与惰性宫内节育器相比,脱落率、带器妊娠率低,续用率高,是国家卫生健康委员会目前推荐使用的宫内节育器。它分为含铜宫内节育器和含药宫内节育器两大类。

2. 避孕原理 宫内节育器避孕机制至今尚未完全明了,目前认为与宫内节育器引起的异物无菌性反应和局部压迫,造成杀精、胚胎毒性、干扰着床以及使子宫颈黏液变稠妨碍精子穿透等作用有关。

不锈钢圆环IUD　　　不锈钢麻花环IUD　　　钢塑混合环IUD

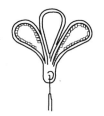　　　　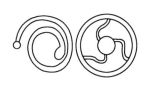

塑料节育花IUD　　　　太田氏环

图 11-1　惰性宫内节育器

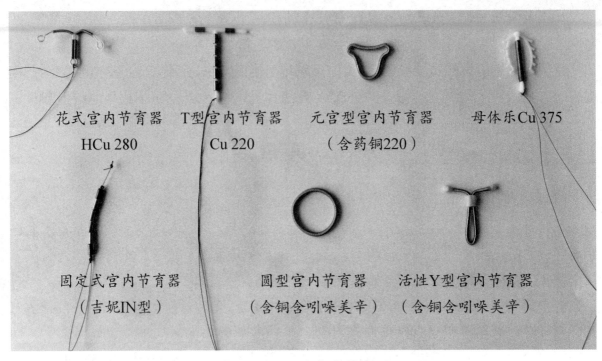

图 11-2　活性宫内节育器

3. 放置方法

（1）适应证：凡育龄妇女要求放置 IUD 避孕且无放置禁忌证者。

（2）禁忌证：近 3 个月内有月经失调、阴道不规则流血；有严重的全身性疾病；急性生殖器炎症；妊娠或可疑妊娠；生殖器官畸形；生殖器官肿瘤；子宫颈过松、重度陈旧性子宫颈裂伤或子宫脱垂；子宫腔深度大于 9cm 或小于 5.5cm；有铜或药物过敏史；人工流产术后、中期妊娠引产、分娩或剖宫产后出血多，疑有组织残留或感染可能者。

（3）放置时间：月经干净后 3～7 日，无性生活；人工流产术后子宫腔深度小于 10cm 可立即放置；自然流产恢复月经后放置，药物流产 2 次正常月经后放置；剖宫产术后半年放置；产后 42 日恶露已净，会阴伤口愈合，子宫恢复正常；哺乳期排除妊娠后；含孕激素 IUD 在月经第 4～7 日放置。

（4）放置步骤：具体操作步骤见图 11-3（详见实训 4 计划生育手术的护理配合）。

4. 节育器取出

（1）适应证：绝经 1 年；放置期已满需更换节育器者；改用其他避孕措施或欲行绝育术者；符合国家政策计划再生育者；并发症或不良反应严重经治疗无效者；带器妊娠者。

（2）禁忌证：严重全身性疾病或患急、慢性生殖器官炎症者，需待病情好转后取出。

（3）取出时间：在月经干净后 3～7 日；并发症或不良反应严重经治疗无效者，可随时取出；带器妊娠于人工流产同时取出。

（4）取出方法：具体操作步骤（详见实训 4 计划生育手术的护理配合）。

（二）外用避孕

1. 阴茎套　又称避孕套，是通过阻止精子进入阴道，达到避孕的目的。因其使用方

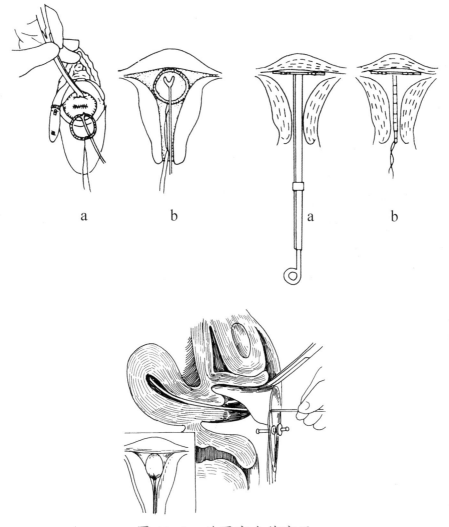

图 11-3　放置宫内节育器

便、安全、效果好,又能预防性传播疾病,故多提倡使用。每次使用前选择合适的型号,且检查有无漏气(图 11-4)。使用时捏瘪小囊,排尽囊内空气,将其套在阴茎上,射精后,在阴茎尚未软缩前,按住套口连同阴茎一起从阴道抽出。事后检查阴茎套有无破损,如发现破损或滑脱,应立即采用紧急避孕措施。正确使用避孕套避孕率可高达 93%~95%。

2. 阴道套　为女用避孕套,是由聚氨酯(或乳胶)制成的宽松、柔软的袋状物,开口处为一直径 7cm 的柔韧"外环",套内有一直径 6.5cm 的游离"内环"(图 11-5)。既能避孕,

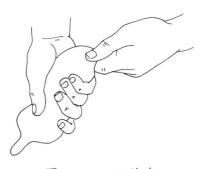

图 11-4　阴茎套

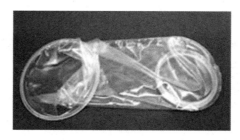

图 11-5　女用避孕套

也能防止性传播疾病的传播。

【护理要点】

1. 了解有无宫内节育器放置与取出的禁忌证,核对相关信息,确定能否进行手术。

2. 向受术者介绍放置或取出宫内节育器的步骤、手术过程及感受,消除受术者对手术的紧张、焦虑或恐惧心理。

3. 术前嘱患者排空膀胱。

4. 术时护理配合

(1) 准备手术用物:详见实训4计划生育手术的护理配合。

(2) 指导受术者上手术床,取膀胱截石位,严格消毒。

(3) 陪伴受术者,指导其配合手术。

(4) 根据医生探测的子宫腔深度,为受术者提供合适型号的节育器。

(5) 保证手术过程中的物品供应,配合手术顺利完成。

(6) 宫内节育器放置前或取出后,均应让受术者确认。

5. 放置宫内节育器的副反应及护理

(1) 出血:表现为月经量多或不规则子宫出血,3~6个月可逐渐好转。严重者应及时就诊,治疗无效者协助更换节育器或改用其他避孕方法。

(2) 腰酸、腹坠:多因节育器型号与子宫腔形态大小不符所致,轻者不需处理,重者嘱患者休息或协助其更换节育器。

6. 放置宫内节育器的并发症及护理

(1) 感染:多因放置节育器时无菌操作不严格或术后不注意卫生、节育器尾丝过长及生殖道有原发感染灶等所致。应遵医嘱给予抗生素治疗,并取出节育器。

(2) 节育器嵌顿或断裂:因放置节育器时损伤子宫壁或放置时间过久,使节育器部分嵌入子宫肌壁或发生断裂。一旦发现应及时取出。

(3) 节育器异位:常因子宫穿孔、节育器过大或子宫壁薄、软等原因导致节育器异位于子宫腔外或肌壁间。哺乳期子宫柔软,应特别注意。确诊后根据节育器所在部位经腹或者经阴道将节育器取出。

(4) 节育器脱落或带器妊娠:多因节育器型号选择不当、节育器下移、子宫颈口过松、月经过多或未将节育器放至子宫底部所致,应定期随访。带器妊娠者,在行人工流产的同时取出节育器。

7. 健康教育

(1) 留受术者在观察室休息10~15分钟后,无异常嘱其回家休息。

(2) 放置宫内节育器术后休息3日,取出宫内节育器术后休息1日。1周内避免重体力劳动和剧烈运动。

(3) 术后2周内禁止性生活和盆浴,并保持外阴清洁。

(4) 若术后出现发热、腹痛、阴道流血量多等应随时就诊。

（5）放置宫内节育器1个月、3个月、6个月、12个月的月经干净后各随访1次,以后每年检查1次。

边学边练

张女士若选择宫内节育器避孕,小组讨论学习,对其进行健康教育。

二、药 物 避 孕

【种类和应用】

应用人工合成的甾体激素避孕,为药物避孕。药物常由雌、孕激素配伍制成,其特点为安全、经济、有效、简便,是一种应用最广的女用避孕药。多年来经不断改进,由大剂量改为小剂量,由单一口服发展为多配方、多剂型、多途径给药,减少了副作用,提高了避孕效果。

其作用机制为抑制排卵,改变子宫颈黏液性状,改变子宫内膜形态与功能,改变输卵管的功能,从而达到避孕的目的。

（一）适应证及禁忌证

1. 适应证 已婚育龄妇女,自愿选择药物避孕而无禁忌证者。

2. 禁忌证 严重心血管疾病、血液病或血栓性疾病;急慢性肝炎、肾炎;恶性肿瘤、癌前病变;糖尿病、甲状腺功能亢进;哺乳期妇女;精神病患者;年龄> 35 岁的吸烟妇女;子宫或乳房肿块;月经稀少或年龄 >45 岁。

（二）避孕药种类及用法

1. 短效口服避孕药 是雌、孕激素组成的复合制剂。药物类型:

（1）单相片:整个周期中雌、孕激素剂量固定。常用的制剂有复方炔诺酮片(避孕片1号)、复方甲地孕酮片(避孕片2号)、复方去氧孕烯片(妈富隆)。用法:月经周期第5日开始,每日1片,避孕片1号和避孕片2号均连服22日,复方去氧孕烯片连服21日。注意事项:若漏服须于12小时内补服,以免发生突破性出血或避孕失败;停药7日无撤药性出血,则从停药后第8日开始下一周期的用药。

（2）三相避孕药:将一个周期的用药量按雌、孕激素剂量不同分为三相,每一相药物颜色不同,自月经周期第3日开始,按药盒内箭头所示顺序服用,每日1片,连服21日。停药7日后开始下一周期的用药。

2. 长效口服避孕药 是由长效雌激素和人工合成的孕激素配伍制成,服1次可避孕1个月。因副作用较多,现已少用。

3. 长效避孕针 首次于月经周期第5日和第12日各肌内注射1支,以后在每次月经周期第10～12日肌内注射1支,一般于注射后12～16日月经来潮。常用制剂:醋酸甲羟孕酮避孕针,每隔3个月注射1针;庚炔诺酮注射液,每隔2个月注射1针。

4. 探亲避孕药 适用于短期探亲者,又称速效避孕药或事后避孕药。其多为孕激素制剂,服用不受经期限制。由于探亲避孕药的剂量大,现已经很少应用。

5. 缓释系统避孕药 将避孕药(主要是孕激素)以具备缓释性能的高分子化合物为载体制成多种剂型,在体内持续恒定地进行微量释放,起长效避孕作用。类型有皮下埋植剂、缓释阴道避孕环等,主要副作用有阴道点滴出血或不规则流血。

【护理要点】

1. 心理护理 告知有关避孕的相关知识及用药注意事项,帮助服药者选择适宜的避孕药,耐心解释服药后可能出现恶心、呕吐等不适的原因,但一段时间后会有所减轻或消失,以消除其紧张心理。

2. 遵医嘱指导正确用药

(1)根据服药者的职业、生活习惯等,推荐服药的最佳时间。

(2)告知服药者可能出现类早孕反应、阴道出血、经量减少等药物副作用,向患者推荐一些简易的对症处理方法,并嘱咐必要时及时就诊。

(3)强调按时服药的重要性,督促其严格按医嘱服药,避免漏服,一旦漏服需及时补服。

3. 健康教育

(1)指导服药者妥善保管口服避孕药,应将药物保存在阴凉、干燥处,严格防范儿童误服。不服用受潮或松解等可能失效的药物。

(2)用长效针剂者,注射后应留观15分钟,以防出现过敏反应。

(3)应避开巴比妥、利福平等药物的服药期,以免影响避孕效果。

(4)为避免药物的影响,使用长效避孕药要求生育者应在停药6个月后再受孕较为安全;哺乳期妇女仅适用单孕激素的避孕药物,以免影响乳汁质量和婴儿健康。

(5)注意观察用药后情况,以便及时发现并解决问题,长期用药者每年随访1次,并做好随访登记。

三、其他避孕方法

(一)紧急避孕

紧急避孕是指无保护性生活后或避孕失败后几小时或几日内,妇女为防止非意愿性妊娠的发生而采用的补救避孕法。紧急避孕仅对一次无保护性生活有效,不能替代常规避孕。

1. 适应证 避孕失败,包括阴茎套破裂、滑脱;未能做到体外排精;错误计算安全期;漏服且未及时补服短效避孕药;宫内节育器脱落;性生活未使用任何避孕措施;遭受性暴力等。

2. 方法

（1）放置宫内节育器：在无保护性生活后 5 日（120 小时）之内放入。

（2）口服紧急避孕药种类及用法：雌、孕激素复方制剂，复方左炔诺孕酮片，无保护性生活后 72 小时内即服 4 片，12 小时再服 4 片；单孕激素制剂，无保护性生活 72 小时内服 1 片，12 小时再服 1 片；米非司酮片，无保护性生活 120 小时之内服用 10mg 或 25mg 即可。

3. 副作用　恶心、呕吐、不规则阴道流血及月经紊乱等为常见副反应，一般不需处理，严重者可进行治疗。若月经延迟 1 周以上未来潮，需排除妊娠。

（二）阴道杀精剂

阴道杀精剂具有灭活精子的作用，目前临床常用有避孕栓剂、片剂、胶冻剂、凝胶剂及避孕薄膜等。每次性交前置入女性阴道，片剂、栓剂和薄膜置入阴道后，需等待 5～10 分钟，溶解起效后性生活，若置入 30 分钟尚未性交，必须再次放置。

（三）安全期避孕

安全期避孕法又称自然避孕法，是根据女性生殖生理的知识推测排卵日期，排卵日前后 4～5 日为易受孕期，此阶段注意避孕。推测方法包括日历表法、基础体温法、子宫颈黏液观察法。因情绪、外界环境及健康状况等因素影响，排卵时间可能波动，故安全期避孕失败率较高，并不可靠。

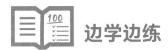 **边学边练**

根据所学内容及张女士的情况，向她介绍几种避孕方法，供其选择。

第二节　避孕失败的补救措施及护理

 工作情景与任务

导入情景：

赵女士，28 岁，孕 3 产 2，平时月经规律，此次月经推迟 1 月未来潮，自测尿妊娠试验阳性，要求流产，但惧怕流产手术带来的疼痛及对以后生育的影响，故来医院咨询终止妊娠的其他方法及注意事项。

工作任务：

1. 根据赵女士的情况选择合适的终止妊娠方法。

2. 遵医嘱对赵女士进行相应的护理和术后健康教育。

因意外妊娠、疾病等原因,不愿或不宜继续妊娠者,采用人工方法终止妊娠,称为人工流产,是避孕失败的补救措施。常用方法有手术流产(包括负压吸引术和钳刮术)、药物流产及中期妊娠引产术。

一、早期妊娠终止方法及护理

【种类及应用】

(一)负压吸引术与钳刮术

负压吸引术适用于停经10周内的宫内妊娠者,是利用负压原理将胚胎组织从子宫腔内吸出而达到终止妊娠的目的(图11-6)。钳刮术适用于妊娠10~14周者。在充分扩张子宫颈后,用卵圆钳进入子宫腔夹破胎膜,待羊水流尽后夹出胎儿及胎盘组织(图11-7),最后用吸管或刮匙清理子宫腔。

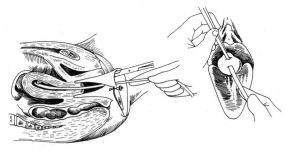
图 11-6　负压吸引术

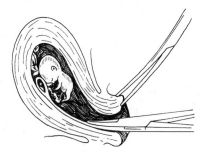
图 11-7　钳刮术

1. 适应证　因各种原因不宜继续妊娠且无手术禁忌证者。

2. 禁忌证

(1)生殖道炎症。

(2)各种疾病的急性期。

(3)全身情况不良,不能耐受手术者。如严重贫血、心力衰竭、妊娠剧吐酸中毒尚未纠正者。

(4)术前2次体温达到或超过37.5℃者。

3. 术前准备　详见实训4计划生育手术的护理配合。

4. 手术步骤　详见实训4计划生育手术的护理配合。

　知识链接

超导可视无痛负压吸引术

超导可视无痛负压吸引术是指为受术者在麻醉状态及超声定位下实施负压吸引术。经受术者及家属同意后,由麻醉师为其采用新型安全有效的静脉注射或气体吸入全身麻醉药,待起效后医生在超声定位下开始实施负压吸引术,术后意识完全恢复,约休息30分钟即可离院。手术过程中受术者无痛感,从而避免了负压吸引术中因紧张、恐惧、躁动、挣扎而造成的子宫穿孔、吸宫不全、漏吸、人工流产综合反应等并发症的发生,此类负压吸引术要求手术医生操作技术十分熟练。

(二)药物流产

药物流产也称药物抗早孕,其方法具有安全、简单、无创伤、痛苦小等优点。目前临床应用的药物是米非司酮配伍米索前列醇,完全流产率可达90%以上。

1. 适应证

(1)确诊宫内妊娠,本人自愿,妊娠49日内,年龄<40岁的健康妇女。

(2)负压吸引术及钳刮术的高危对象,如剖宫产术后半年内、哺乳期、畸形子宫、子宫颈发育不良等。

2. 禁忌证

(1)有使用米非司酮禁忌证,如严重肝、肾及心血管疾病、糖尿病及其他内分泌疾病、与激素有关的肿瘤等。

(2)有使用前列腺素禁忌证,如心血管系统疾病、高血压、血管栓塞、青光眼、结肠炎等。

(3)带器妊娠者、怀疑异位妊娠者。

(4)其他:过敏体质、长期服用抗癫痫药等。

3. 用药方法　米非司酮有分服法和顿服法。①分服法:米非司酮总量为150mg分次服用。用药第1日晨服50mg,8~12小时再服25mg,第2日早晚各服25mg,第3日上午7时再服25mg,服完米非司酮1小时后口服米索前列醇0.6mg。②顿服法:用药第1日顿服米非司酮200mg,第3日上午服用米索前列醇0.6mg,服药前后均应空腹1小时。

4. 副作用　表现为轻微恶心、呕吐、下腹痛和乏力;流产后出血时间长,出血量多。

【护理配合】

(一)心理护理

1. 向受术者简要讲述手术的目的、方法和过程,指导受术者通过深慢呼吸等方式缓解紧张和不适,增强其对手术的信心,并能主动配合手术。

2. 对选择服用药物终止妊娠者,应详细说明药物特点、剂量、效果、不良反应和失败的可能性,使其有充分的思想准备,消除紧张心理,以良好的心态配合药物流产。

(二)术前护理

1. 协助医生完成各项辅助检查,核实适应证,排除禁忌证。

2. 测量生命体征,填写受术者姓名、实施人工终止妊娠的时间和随访日期。

3. 用物准备(详见实训4计划生育手术的护理配合)。

4. 准备负压吸引装置,接通电源,检测设备运行情况。

（三）术中护理配合

1. 核对受术者姓名和手术名称。检查手术器械包的消毒有效期。

2. 调整照明灯，协助医生将吸管连接于负压装置，及时供应术中所需器械、敷料及药品等。

3. 陪伴、关心、体贴受术者，指导术时配合，及时提供心理支持。

4. 监测受术者生命体征、面色、腹痛等情况，注意负压瓶内出血量，发现异常及时报告医生。

5. 协助医生认真检查清除的妊娠组织是否与妊娠周数相符，检测有无绒毛或胎儿及胎儿附属物是否完整。

（四）术后护理

1. 术后应观察 1～2 小时，注意观察腹痛及阴道流血情况，遵医嘱给予药物治疗。无异常情况方可离院。

2. 嘱受术者人工流产后保持外阴清洁，每日清洗外阴，使用消毒会阴垫，1 个月内禁止性生活及盆浴。

3. 嘱受术者人工流产后如有发热、腹痛、阴道流血量多或流血超过 10 日时，应及时到医院就诊。

4. 药物流产、负压吸引术后休息 2～3 周；钳刮术后休息 2～4 周，1 个月后随访。

5. 指导受术者选择有效的避孕措施，增强自我保健意识，避免短期内再次妊娠及反复的意外妊娠。

（五）并发症及护理

1. 人工流产综合反应　因精神紧张、局部刺激引起迷走神经兴奋，术中或术后出现心动过缓、血压下降、面色苍白、出冷汗、头晕、胸闷，甚至晕厥等症状。应立即停止手术，安慰受术者，给予吸氧，一般可自行恢复，重者静脉注射阿托品 0.5～1mg，多可缓解。

2. 感染　多因吸宫不全、器械及敷料消毒不严、无菌操作不严格或流产后过早性生活引起，主要表现为下腹疼痛、白带增多等。术后做好卫生宣教，保持外阴清洁，禁止盆浴及性生活 1 个月；有感染可能者，用抗生素预防感染。

3. 子宫穿孔　子宫穿孔是严重并发症。手术者操作不熟练、哺乳期子宫、瘢痕子宫、子宫过度屈曲或畸形时易发生。一旦穿孔，轻者遵医嘱注射子宫收缩剂，使用抗生素预防感染，住院严密观察，并做好急诊手术准备；重者配合医生做好剖腹探查的准备。

4. 术中出血　多因妊娠月份较大、吸管过小或负压不足时，妊娠产物不能迅速排出而影响子宫收缩所致。可在扩张子宫颈管后注射缩宫素，选择合适的手术器械后尽快钳取或吸出妊娠组织。

5. 流产失败　当药物流产失败或流产不完全致阴道多量流血时，应及时报告医生，并做好急诊刮宫的准备。手术流产失败主要与子宫过度屈曲、子宫畸形、孕周过小及手术者操作技术不熟练等因素有关。应复查子宫位置、大小、形态，重新探查子宫腔，再次行手术。

![边学边练] **边学边练**

经过慎重考虑,赵女士最终选择负压吸引术终止妊娠,小组讨论学习,进行相应的护理配合和术后健康教育。

二、中期妊娠终止方法及护理

中期妊娠终止方法多采用依沙吖啶(利凡诺)和水囊引产。依沙吖啶是一种强力杀菌剂,其经腹壁注入羊膜腔内,具有较强的杀菌和刺激子宫收缩的作用。水囊引产是将水囊置于子宫壁与胎膜之间,向囊内注入适量生理盐水,刺激宫缩,促使胎儿及其附属物排出。

【种类及应用】

(一)依沙吖啶(利凡诺)引产术

1. 适应证　适用于妊娠 14～28 周要求终止妊娠且无禁忌证者。

2. 禁忌证　患有急性生殖道炎症;急性传染病;急、慢性心、肝、肾疾病;术前 2 次体温达到或超过 37.5℃;前置胎盘或腹部皮肤感染者。

3. 操作步骤

(1) 术前准备:询问病史,进行体格检查,检查血常规,凝血功能及肝肾功能,必要时做其他辅助检查,准备手术器械、敷料及药物。

(2) 术中配合:协助受术者排空膀胱,取仰卧位,暴露腹部,确定穿刺点,有条件者可在超声直视下定位;手术者戴无菌手套,腹部常规消毒铺巾;用腰穿针在腹部定位点垂直进入腹壁,当进入羊膜腔内有落空感时,抽出针芯,接上空注射器,回抽见羊水,确定进入羊膜腔,缓慢注入依沙吖啶 50～100mg 药液(图 11-8);术后插回针芯,拔出针头,穿刺点

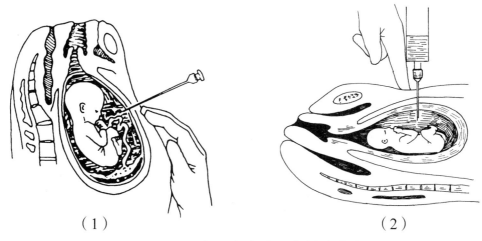

（1）　　　　　　　　　　（2）

图 11-8　利凡诺羊膜腔穿刺引产术

消毒盖无菌纱布,胶布固定,术毕观察 30 分钟无异常方能回病房。

（二）水囊引产

1. 嘱受术者排空膀胱后取膀胱截石位,常规外阴消毒铺巾。

2. 暴露子宫颈,并再次消毒阴道及子宫颈,用子宫颈扩张器扩张子宫颈口达 8～10 号。

3. 用敷料镊将水囊送入子宫腔,直到整个水囊全部放入。

4. 沿着导尿管向水囊缓慢注入 300～500ml 生理盐水,并加入数滴亚甲蓝以便识别羊水或注入液,折叠导尿管,扎紧后置于阴道后穹隆。

5. 放置水囊后出现规律的宫缩时即可取出水囊。无论有无宫缩,水囊放置时间最长不应超过 48 小时。如阴道出血量较多或体温超过 38℃,则应提前取出,改用其他方法终止妊娠。如无感染征象,72 小时后仍未临产可重复引产,但不宜超过 2 次,以免引起宫腔感染。

6. 术后第 2 日可加用缩宫素静脉滴注,期间注意观察宫缩、血压、阴道流血或流液等情况。

【护理配合】

（一）心理护理

尊重、关心受术者,耐心解答所提问题,倾听她们对内心担忧和恐惧情绪的表达,并通过对引产术方法、步骤和不良反应的简要介绍,解除其思想上的猜忌和顾虑,使其积极配合手术。

（二）术前护理

1. 用物准备　详见实训 4 计划生育手术的护理配合。

2. 受术者准备

（1）配合完成各项常规辅助检查。

（2）清洗腹部及外阴部皮肤;术前 3 日禁止性生活;水囊引产者术前 3 日冲洗阴道,每日 1 次;术前排空膀胱。

（三）术中护理配合

1. 陪伴受术者,给予精神支持与鼓励。注意观察受术者在羊膜腔穿刺过程中的反应,观察生命体征等,如有异常及时报告医生。

2. 羊膜腔穿刺术毕观察无异常,护送受术者回病房休息。

（四）术后护理

1. 让受术者尽量卧床休息,防止胎膜早破。

2. 用药后受术者不得擅自离开病房,应定时测量生命体征。严密观察并记录宫缩、胎心、胎动消失的时间及阴道流血等情况。如体温超过 38℃,应报告医生,遵医嘱处理。

3. 按正常分娩接生。产后仔细检查胎盘胎膜是否完整,有无软产道裂伤,发现异常及时报告医生并配合处理。胎盘胎膜排出后常规行清宫术。注意观察产后宫缩情况、阴道流血量及膀胱充盈情况;注意有无感染征象。

4. 羊膜腔注药后，一般 12～24 小时开始宫缩，大多在用药后 48 小时娩出，若用药 5 日后仍未临产者即为引产失败，通报医生和家属，协商再次给药或改用其他方法。

5. 放置水囊后，24 小时内可诱发宫缩，出现规律有力的宫缩时，即可放出囊内液体，取出水囊。

6. 放置水囊后如出现体温超过 38℃、畏寒等不适，应报告医生，立即取出水囊，遵医嘱给予足量抗生素。

（五）健康教育

1. 产后康复期间注意休息，加强营养。

2. 出院后休息 2～4 周，保持外阴清洁，6 周内禁止性生活及盆浴。

3. 术后 1 月门诊随访，复查同时咨询并掌握一定的避孕知识。

4. 产后立刻采取回乳措施。

第三节　女性绝育手术方法及护理

女性绝育术是指通过手术或药物，使妇女达到永久不生育的目的。主要方法是输卵管绝育术，包括经腹输卵管绝育术、经腹腔镜输卵管绝育术等，通过切断或堵塞输卵管，致使精子和卵子不能相遇而达到永久不孕的目的。

【种类及应用】

（一）经腹输卵管绝育术

1. 适应证　经夫妻双方同意，要求绝育手术且无禁忌证者；因患心脏病、肾病、遗传性疾病等严重全身性疾病不宜生育者。

2. 禁忌证

（1）术前 24 小时内两次间隔 4 小时体温达到或者超过 37.5℃者。

（2）全身状况不良，不能耐受手术者。

（3）各种疾病的急性期。

（4）腹部皮肤有感染灶或患有生殖器炎症者。

（5）严重的神经症。

3. 手术时间选择　非孕期妇女在月经干净后 3～7 日；人工流产或分娩后可在 48 小时内实施；哺乳期妇女在排除早孕后再实施手术。

4. 手术步骤

（1）受术者排空膀胱，取臀高头低仰卧位，手术野常规消毒铺无菌巾。

（2）根据手术方式和患者情况选择适当的麻醉方法，可采用局部浸润麻醉或硬膜外麻醉。

（3）切口：在耻骨联合上 3～4cm 处（产后在宫底下 2～3cm），取下腹正中线纵切口长约 2cm，逐层切开腹壁进入腹腔。

（4）寻找输卵管：手术者用左手示指进入腹腔，沿子宫底滑向一侧，达输卵管后，右手持卵圆钳沿左手示指夹持输卵管轻提至切口外，也可用指板法或吊钩法提出输卵管。

（5）结扎输卵管：检查提出的是否为输卵管，直至露出伞端，方可证实为输卵管，然后进行输卵管近端包埋法（图11-9），检查无出血后，将输卵管送回腹腔，同法处理对侧，逐层关腹，最后缝合皮肤。

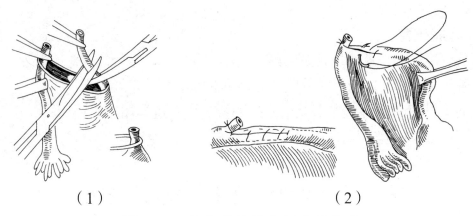

（1）　　　　　　　　（2）

图11-9　输卵管近端包埋法结扎术

5. 术后并发症

（1）出血或血肿：过度提拉损伤输卵管或输卵管系膜血管，引起腹腔内出血或血肿。发现出血应迅速止血。

（2）脏器损伤：手术操作粗暴、解剖关系不清可致膀胱、肠管损伤，发现时应及时行修补术。

（3）感染：手术消毒不严、操作中无菌观念不强，或受术者机体内有潜在感染灶，均可引起术后感染。一旦发生，及早应用抗生素治疗。

（4）输卵管再通：有1%～2%再通率，再通可引起术后再孕（包括输卵管妊娠），应根据具体情况采取相应的处理方法。

（二）经腹腔镜输卵管绝育术

1. 适应证　同经腹输卵管绝育术。

2. 禁忌证　主要包括腹腔粘连、心肺功能不全、膈疝等，其他同经腹输卵管绝育术。

3. 手术时间选择　同经腹输卵管绝育术。

4. 手术步骤

（1）硬膜外麻醉或全身麻醉。

（2）于脐孔下缘作1cm小切口，将气腹针插入腹腔，注入CO_2气体2～3L，然后插入套管放置腹腔镜。在腹腔镜直视下由操作孔将弹簧夹或硅胶环置于输卵管峡部（图11-10）。还可以采用双极电凝烧灼输卵管峡部1～2cm。

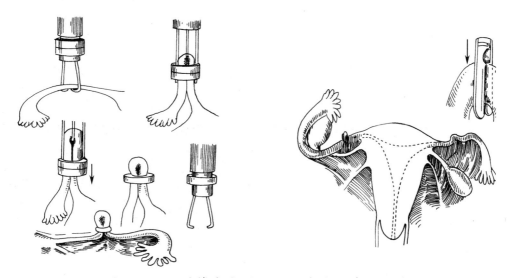

图 11-10 弹簧夹或硅胶环钳夹或环套结扎术

【护理要点】

（一）心理护理

向受术者及家属介绍手术过程，消除紧张情绪，并能主动配合手术。

（二）术前护理

询问病史，体格检查，完善血常规、尿常规、凝血功能等术前检查，按妇科腹部手术常规要求准备。经腹腔镜输卵管绝育术，术前1日彻底清洁脐部，夜间行肥皂水灌肠。手术当日护送受术者进入手术室，向手术室护士交班。

（三）术中护理配合

1. 协助受术者取仰卧位。经腹腔镜输卵管绝育术者取头低臀高位。

2. 巡回护士随时注意受术者的术中反应，发现异常情况及时报告医生。

3. 器械护士配合医生的工作，熟悉手术步骤，准确递送器械、物品，术前和术后注意清点核对器械、敷料等物品，确保无误。

（四）术后护理

1. 根据麻醉方式安置受术者的体位及持续时间，一般4~6小时后可下床活动，以免腹腔粘连。术后6小时内应排尿。

2. 每日测体温4次，体温正常3日后改为每日2次。注意观察有无腹痛、出血征象，发现异常及时报告医生。

第四节　计划生育知情选择

避孕方法的知情选择是计划生育优质服务的主要内容，是处于生育期妇女根据自身情况如身体、婚姻状况及家庭情况等，选择合适、安全有效的避孕方法。

生育期妇女处于不同年龄段、不同时期，对生育要求不同，避孕的方法也不同，下面介绍生育年龄各期避孕方法的选择。

一、新 婚 期

处于新婚期的妇女大多数较年轻,尚未生育,应选择使用方便,不影响生育的避孕方法。首选的方法是复方短效口服避孕药,避孕效果好,不影响性生活;也可以选用阴茎套、阴道避孕栓、薄膜等避孕方法。一般不选用安全期避孕、长效口服避孕药及体外排精。

二、哺 乳 期

哺乳期妇女避孕方法的选择原则是不影响乳汁质量及婴儿健康。首选的方法是男用避孕套,也可选用单孕激素制剂长效避孕针或皮下埋置剂。还可以选择宫内节育器,但要注意放置时操作需轻柔,以防子宫损伤。哺乳期不宜选用雌、孕激素复合避孕制剂及安全期避孕。

三、生 育 后 期

处于生育后期的妇女,避孕方法的选择原则为长效、安全、可靠、可逆,减少非意愿妊娠带来的痛苦及损伤。优先选择宫内节育器,也可以选择避孕药、避孕针、避孕套等。选用时应根据妇女身体情况和各种避孕方法的优缺点综合考虑。已生育三个或以上的妇女宜采用绝育术。

四、绝经过渡期

处于绝经过渡期的妇女仍有可能排卵,应坚持避孕,优先选择外用避孕为主的方法,如避孕套、阴道避孕药(避孕栓、凝胶剂),已使用宫内节育器且无不良反应者可继续使用至绝经后 1 年。不宜选用复方避孕药和安全期避孕。

第五节 妇 女 保 健

妇女保健学是一门运用现代医学和社会科学的基本理论、基本技能及基本方法的学科。此学科以妇女为研究对象,研究妇女身体健康、心理行为及生理发育特征的变化及其规律,分析其影响因素,制订有效的保健措施。学科涉及女性的青春期、围婚期、生育期、围产期、围绝经期和老年期等各阶段。

一、妇女保健工作的意义与范畴

（一）妇女保健的目的和意义

妇女保健工作的目的是通过积极的预防、普查、监护和保健措施，做好妇女各期保健，以降低患病率，控制或消灭某些疾病的发生，控制性传播疾病的传播，降低孕产妇和围产儿死亡率，这对促进妇女身心健康和生殖健康，提高人口素质，促进家庭、社会的稳定和国富民强，具有非常重要的意义。

（二）妇女保健的组织机构

我国将妇幼保健行政机构称为妇幼卫生组织，将业务机构称为妇幼保健组织。

1. 行政机构　①国家卫生健康委员会妇幼健康服务司（简称妇幼司）下设综合处、妇女卫生处、儿童卫生处、计划生育技术服务处、出生缺陷防治处；②省级（直辖市、自治区）卫生健康委员会下设妇幼健康服务处（简称妇幼处）；③市（地）级卫生健康委员会内设妇幼健康科或预防保健科；④县（区）级卫生健康委员会主要设妇幼健康科或预防保健科负责妇幼健康服务工作。

2. 专业机构　各级妇幼健康服务机构如下：①国家级，目前设立在国家疾病预防控制中心妇幼保健中心；②省级（直辖市、自治区）妇女健康服务机构由省级（直辖市、自治区）妇幼保健院及高等院校妇幼卫生系、附属医院妇产科等组成；③市（地）级设立市（地）级妇幼保健院；④县（区）级设立县（区）妇幼保健院（所）。各级妇幼健康服务机构受同级妇幼保健行政部门领导，受上一级妇幼保健机构的业务指导。

（三）妇女保健的服务范围

妇女保健服务范围是妇女的一生，包括身体保健和心理社会方面的保健。妇女保健涉及女性的青春期、生育期、围产期、绝经过渡期和老年期，研究各期的特点和保健要求，以及影响妇女健康的社会环境、卫生服务、自然环境和遗传等方面的各种高危因素，制订保健对策和管理方法，开展妇女各期保健、计划生育指导、妇女常见病和恶性肿瘤的普查普治、妇女劳动保护、妇女心理保健等保健工作，从而提高妇女健康水平。

（四）妇女保健工作的方法

妇女保健工作是一个社会系统工作，应充分发挥各级妇幼保健专业机构及三级妇幼保健网的作用。主要工作方法：

1. 深入调查研究，根据具体情况制订切实可行的工作计划和防治措施，做到群众保健与临床保健相结合，防与治相结合。

2. 有计划地组织培训和继续教育，不断提高专业队伍的业务技能和水平。

3. 健全有关法律和法规，建立相关的规章制度，保障妇女和儿童的合法权益，加强管理和监督，保证工作质量。

4. 广泛开展社会宣传和健康教育，调动全社会全员参与，提高群众的自我保健意识。

《中华人民共和国妇女权益保障法》简介

《中华人民共和国妇女权益保障法》是为了保障妇女的合法权益,促进男女平等,充分发挥妇女在社会主义现代化建设中的作用,根据《中华人民共和国宪法》和我国的实际情况而制定的。自1992年10月1日施行起,通过全国人民代表大会常务委员会不断更新修改,2018年10月26日第十三届全国人民代表大会常务委员会第六次会议通过《关于修改〈中华人民共和国妇女权益保障法〉的决定》。最新妇女权益保障法全文包括总则、政治权利、文化教育权益、劳动和社会保障权益、财产权益、人身权利、婚姻家庭权益、法律责任、附则共九章六十一条。

二、妇女保健的工作任务及内容

妇女保健工作的任务包括妇女各期保健、计划生育指导、妇女常见病和恶性肿瘤的普查普治、妇女劳动保护、妇女心理保健、社区妇女保健与健康促进等。

(一)妇女各期保健

1. 青春期保健　分为三级,以一级预防为重点。一级预防包括:①自我保健;②卫生指导;③营养指导;④性教育;⑤体育锻炼。二级预防包括疾病的早期发现。通过学校对青少年的体格检查,及早筛查出健康和行为问题。三级预防包括对青春期女性疾病的治疗与康复。

2. 围婚期保健　是为男女双方在结婚登记前所提供的保健服务。其包括婚前医学检查、婚前卫生指导和婚前卫生咨询。婚前医学检查是通过医学检查手段发现有影响结婚和生育的疾病,如严重的遗传疾病、指定的传染病和有关精神病等,从而提出促进男女双方健康和婚育后代素质的医学意见,如"暂缓结婚""不宜结婚""不宜生育"等建议。婚前卫生指导能促进男女双方掌握性保健、新婚避孕和生育保健知识,为达到生殖健康目的奠定良好基础。婚前卫生咨询能帮助服务对象改变不利于健康的行为,对促进健康、保障健康生育起到积极的作用。

3. 生育期保健　主要是维护生殖功能的正常,保证母婴安全,降低孕产妇死亡率和围产儿死亡率。分为三级,以一级预防为重点。①一级预防:普及孕产期保健和计划生育技术指导。②二级预防:对于妇女在生育期的各种疾病,能做到早发现、早治疗,提高防治质量。③三级预防:提高对高危孕产妇的处理水平,降低孕产妇死亡率和围产儿死亡率。

4. 围产期保健　指一次妊娠从妊娠前、妊娠期、分娩期、产褥期、哺乳期为孕产妇和胎儿及新生儿的健康所进行的一系列保健措施,从而保障母婴安全,降低孕产妇死亡率和围产儿死亡率。

（1）孕前保健：选择最佳的受孕时机，有计划地妊娠，以减少许多危险因素和高危妊娠。

（2）妊娠早期保健：妊娠早期是胚胎、胎儿分化发育阶段，易受外界因素及孕妇疾病影响，导致胎儿畸形或发生流产，应注意防病，减少致畸因素。

（3）妊娠中期保健：妊娠中期是胎儿生长发育较快的阶段。胎盘已形成，不易发生流产，妊娠晚期并发症尚未出现，但应从妊娠中期开始注意预防。此阶段还应仔细检查妊娠早期各种影响因素对胎儿是否有损伤。

（4）妊娠晚期保健：妊娠晚期胎儿生长发育最快，体重明显增加。此期需进行妊娠晚期营养及生活方式、孕妇自我监护、分娩及产褥期相关知识、母乳喂养、新生儿筛查及预防接种等宣教。

（5）分娩期保健：指分娩与接产时的各种保健和处理。这段时间很重要且复杂，是保证母婴安全的关键。提倡住院分娩，高危孕妇应提前入院。近年我国卫生行政部门针对分娩期保健提出了"五防、一加强"。"五防"包括防产后出血，防产褥感染，防产程停滞，防产道损伤，防新生儿窒息；"一加强"是加强产时监护和产程处理。

（6）产褥期保健：产褥期保健均在初级保健单位进行，产后访视应在出院后 3 日内、产后 14 日、产后 28 日进行。其内容包括观察产妇有无乳房、生殖道的感染；子宫复旧、手术伤口情况；产前有并发症者有无后遗疾病；注意精神心理护理，同时营养要均衡。

5. 围绝经期保健　围绝经期即绝经过渡期，是指妇女在 45～55 岁开始出现内分泌、生物学变化与临床表现直至绝经。有部分妇女在此期前后出现性激素减少所引发的一系列躯体和精神心理症状。绝经过渡期保健内容：①合理安排生活，重视营养的摄入，保持心情舒畅，注意锻炼身体；②保持外阴部清洁，预防萎缩性阴道炎；③此期容易发生子宫脱垂及压力性尿失禁，应行肛提肌锻炼，以加强盆底组织的支持力；④每年定期体检，早发现和早治疗妇科肿瘤；⑤在医师指导下，正确使用激素补充治疗、补充钙剂等方法防治绝经综合征、骨质疏松、心血管疾病的发生；⑥虽然此期生育能力下降，仍应避孕至月经停止 12 个月以后。

6. 老年期保健　老年期是一生中生理和心理上一个重大转折点。由于生理、心理及生活方面的巨大变化，老年期的妇女较易患各种身心疾病如子宫脱垂、萎缩性阴道炎、阿尔茨海默病等。此期应加强身体锻炼，定期进行体格检查，合理应用激素类药物，提高晚年生活质量，促进健康长寿。

（二）计划生育技术指导

妇女保健工作要以妇女为中心，大力推广以避孕为主的综合节育措施；开展计划生育技术咨询，普及节育科学知识；指导育龄夫妇选择安全有效的节育方法，如屏障式避孕措施，以降低非意愿妊娠和预防性传播疾病的传播；保证和提高节育手术质量，减少和防止手术并发症的发生，确保受术者的安全与健康。特别要向育龄夫妇强调的是，人工流产虽然可作为避孕失败后的补救手段，但为避免人工流产对女性生殖健康的损伤，应积极采用合适、有效的避孕措施。

（三）妇女常见病和恶性肿瘤的普查普治

妇女保健工作要建立健全妇女疾病及防癌保健网，定期进行妇女疾病及恶性肿瘤的普查普治工作。普查内容包括妇科检查、阴道分泌物检查、子宫颈细胞学检查和HPV检测、超声检查等。倡导接种HPV疫苗，预防子宫颈癌，降低发病率。当普查发现异常时，应进一步检查，真正做到早发现、早诊断、早治疗，以提高治愈率。

（四）妇女心理保健

拥有健康的心理，对女性度过一生中几个特定的时期也尤为重要。

1. 月经期心理卫生　月经周期中激素水平变化可能导致各种情绪变化，如在经前期雌激素水平低时，情绪常低落；生活方式改变、环境变迁、工作紧张等引起的情绪不稳，也可导致月经紊乱甚至闭经。可通过听音乐、倾诉或适当运动进行情绪的调节和舒缓。

2. 妊娠期和分娩期心理卫生　妊娠期的心理状态分为较难耐受期、适应期和过度负荷期3个时期。孕妇最常见心理问题有对妊娠、分娩、胎儿和产后等方面的关心或担心。这时的心理卫生保健重点是充分休息，进行心理咨询和心理疏导。分娩期常见的心理问题是不适应、焦虑、恐惧及依赖心理。因此，在分娩过程中，医护人员要耐心安慰孕产妇，提倡开展家庭式产房，有丈夫或家人陪伴，以消除产妇的焦虑和恐惧。

3. 产褥期心理卫生　产妇在产后2周内特别敏感。常见的心理问题是焦虑和产后抑郁，而心理因素可影响母乳喂养。医护人员要及时了解产妇的心理需要和心理问题，鼓励进行母乳喂养和产后锻炼，并进行心理疏导。

4. 辅助生殖技术相关的心理卫生　生育期妇女还承受着为丈夫"传宗接代"的心理压力，所以要密切观察她们的身心健康。辅助生殖技术可以解决夫妻不孕不育的问题，手术前医护人员要让夫妻充分知情并同意。孩子出生后，应保护妇女和孩子的利益，不得歧视她们。

5. 围绝经期及老年期心理卫生　围绝经期及老年期妇女体内雌激素水平显著降低，导致绝经前后易出现抑郁、焦虑及情绪不稳定、身心疲劳、孤独、个性行为改变等。在这时期应加强心理咨询、健康教育和激素替代治疗，并鼓励从事力所能及的工作，增加社会文体活动。

6. 与妇科手术有关的心理问题

（1）行子宫、卵巢切除手术的心理问题：由于知识缺乏，当因病需行子宫和/或卵巢切除时容易产生许多顾虑，担心自己女性形象受损，自我完整感丧失，担心会影响夫妻性生活等，患者会表现出情绪低落、苦闷、抑郁。因此对子宫、卵巢切除的患者应重视术前心理咨询，向患者说明手术的必要性及方法，告知术中可能出现的问题及补救办法，解除患者的顾虑；同时还要做好患者丈夫和家属的工作，多方面减少患者的压力和精神负担。

（2）行输卵管结扎术的心理问题：绝育手术输卵管结扎术并不影响卵巢功能和夫妻间的性生活。但行绝育手术的女性多为健康个体，容易对手术的疼痛、并发症等产生恐惧、担忧的心理。因此,术前应仔细检查受术者有无神经衰弱、癔症等心理疾病,并告知手术原理,缓解其不良心理反应。

章末小结

　　本章重点学习工具避孕和药物避孕的护理要点及避孕失败后的补救措施。避孕的常用方法有宫内节育器避孕、药物避孕、避孕套避孕、紧急避孕和安全期避孕等。宫内节育器是目前我国育龄妇女的主要避孕措施,凡育龄期妇女自愿放置宫内节育器避孕而无禁忌证者均可放置。药物避孕是应用甾体激素达到避孕效果,有一定的副作用,需严格按药品说明书使用。避孕套不仅可用以避孕,还可防止性疾病的传播。紧急避孕是妇女发生无保护性生活后为防止非意愿性妊娠的发生而采用的避孕方法,不能作为常规避孕方法。安全期避孕是指避开排卵日进行性生活,但失败率较高。女性绝育是用手术或药物的方法,使妇女达到永久性不孕的目的。避孕失败后的补救措施有药物流产、手术流产(包括负压吸引术和钳刮术)及中期妊娠引产术。护士要根据妇女自身条件选择合适的避孕方法及终止妊娠的方式,针对不同年龄的妇女进行宣教,做到避孕方法的知情选择。妇女保健工作的意义是促进妇女身心健康和生殖健康,提高人口素质,促进家庭、社会的稳定和国富民强。

（刘　娟）

 思考题

1. 张女士,35 岁,已生育一健康男孩,一直使用宫内节育器避孕,现节育器已到使用期限,来医院咨询其他避孕方法。

请问:

（1）护士该如何配合医生为张女士做好知情选择,采用除放置宫内节育器以外的避孕方法?

（2）如果张女士选择服用三相避孕药,护士应进行哪些健康指导?

2. 李女士,28 岁,已生育一健康女孩,现 1 周岁。产后哺乳 10 个月后断奶,至今月经未复潮。近 1 周有时出现头晕、食欲缺乏、较易疲倦。到妇科门诊检查,医生告知妊娠约60 日,经超声检查确诊宫内妊娠约 60 日,李女士与家人商量后决定进行负压吸引术终止妊娠。

请问:

（1）护士针对李女士现在的情况需要配合医生完善哪些术前资料的收集?

（2）护士在术中及术后应注意哪些护理要点?

第十二章 | 妇科常用护理技术

12章 数字资源

学习目标

职业素养目标:具有关心、体贴患者、注意保护患者隐私、为患者服务的意识和能力。

知识目标:熟悉妇科常用各项护理技术的目的、适应证、禁忌证。

能力目标:熟练掌握妇科常用各项护理技术的护理要点。

一、会阴擦洗/冲洗

(一)目的

会阴擦洗/冲洗是妇科临床工作中常用的护理技术。通过会阴擦洗/冲洗可以保持患者会阴及肛门部清洁,促进舒适和会阴伤口的愈合,防止会阴部、生殖系统及泌尿系统的感染。

(二)适应证

1. 妇科或产科手术后留置导尿管的患者。

2. 产后1周内的产妇及会阴有伤口的患者。

3. 外阴、阴道手术前及术后的患者。

4. 长期阴道流血及长期卧床的患者。

(三)操作方法

详见实训5:妇科常用护理技术。

(四)护理要点

1. 擦洗时消毒液温度要适中,动作要规范、轻柔,每擦1处更换1个棉球,天冷时注意保暖。

2. 擦洗时,应注意观察会阴部伤口及周围组织有无红肿及分泌物情况,发现异常及时记录,并向医生汇报。

3. 会阴冲洗时,注意用无菌纱布堵住阴道口,防止污水进入阴道。

4. 会阴伤口有感染者,应最后擦洗,以免交叉感染。

5. 留置导尿管者,应注意观察导尿管是否通畅,避免脱落、扭曲或打结;注意将尿道口周围擦洗干净。

6. 产后及会阴部手术后的患者,每次排便后均应擦洗会阴,其他患者常规会阴擦洗每日 2 次。

7. 术后护理。擦洗 / 冲洗结束后,协助患者整理衣物,更换消毒会阴垫,整理用物。每次擦洗前后,护理人员均需洗净双手。

二、会阴湿热敷

(一)目的

会阴湿热敷是利用热源和药物直接接触患区,达到消除炎症和水肿、促进伤口愈合、缓解局部疼痛、使患者舒适的目的。

(二)适应证

会阴部水肿、会阴血肿的吸收期、会阴伤口硬结及早期感染等患者。

(三)操作方法

详见实训 5:妇科常用护理技术。

(四)护理要点

1. 湿热敷的温度一般为 41 ~ 48℃,谨防烫伤;对休克、虚脱、昏迷及术后感觉不灵敏的患者尤应警惕。

2. 湿热敷的面积应是病损面积的 2 倍。

3. 热敷过程中,护理人员应随时评价热敷效果。

三、阴道擦洗 / 灌洗

(一)目的

有收敛、热疗、消炎的作用,可促进阴道血液循环,缓解局部充血,减少阴道分泌物,达到控制和治疗炎症的目的。

(二)适应证

1. 各种阴道炎、子宫颈炎的控制和治疗。

2. 子宫全切术前或阴道手术前的常规阴道准备。

(三)禁忌证

1. 月经期、妊娠期、产后或人工流产术后子宫颈口未关闭者、外阴及阴道手术后。

2. 不规则阴道出血、阴道有活动性出血者。

（四）操作方法

详见实训 5：妇科常用护理技术。

（五）护理要点

1. 未婚女性可用导尿管灌洗，不能用阴道窥器。

2. 灌洗时动作要轻柔，灌洗头弯头应朝上，以免刺激阴道后穹隆引起不适或损伤局部组织引起出血。

3. 灌洗液以 41～43℃为宜，温度过低患者不适，温度过高则会造成烫伤。

4. 灌洗筒与床沿的高度相差不超过 70cm，以免水压过大、水流过快，导致液体或污物进入子宫腔内或灌洗液的局部作用时间过短。

5. 用阴道窥器擦洗、灌洗时，要缓慢、轻柔转动阴道窥器，使阴道各部位均被擦洗和消毒。

6. 产后 10 日或妇产科手术 2 周的患者，因合并阴道分泌物混浊、伴臭味、黏膜感染坏死等，可行低位阴道灌洗，即灌洗筒距床沿的高度不超过 30cm，避免水流冲力过大，污物进入子宫腔内或损伤阴道残端伤口。

7. 操作结束后，协助患者整理衣物，整理用物。

四、阴道及子宫颈上药

（一）目的

通过将药物经阴道涂抹到阴道或子宫颈黏膜上，使药物直接接触病灶，以达到局部治疗的效果。

（二）适应证

1. 各种阴道炎，急性或慢性子宫颈炎、术后阴道残端炎症。

2. 阴道或子宫颈病变出血。

（三）禁忌证

月经期、阴道出血。

（四）操作方法

详见实训 5：妇科常用护理技术。

（五）护理要点

1. 应用非腐蚀性药物时，应转动阴道窥器，使阴道四壁均能布满药物。

2. 应用腐蚀性药物时，上药位置要准确，以免药液灼伤正常组织。

3. 未婚女性上药时，不可用阴道窥器，宜用长棉签涂抹，棉签上的棉花必须捻紧，以防不慎落入阴道难以取出。

4. 阴道栓剂、片剂最好晚上或休息时上药，以免活动后掉出，影响疗效。

5. 有棉球填塞者,必须嘱患者 12～24 小时内取出。

6. 月经期或阴道出血者不宜经阴道给药,必须经阴道用药方能达到治疗效果者除外。

7. 用药期间禁止性生活。

（郑智嘉）

 思考题

　　李女士,36 岁,因近 3 日白带量多,伴外阴瘙痒门诊就诊。妇科检查:外阴、阴道黏膜充血、水肿,有散在的出血点,阴道后穹隆见大量灰黄色、稀薄、泡沫状白带。诊断:滴虫性阴道炎。给予口服甲硝唑及阴道上药治疗。

工作任务:

1. 护士指导患者阴道上药。

2. 嘱咐患者阴道上药相关的注意事项。

第十三章 | 妇科常用特殊检查及诊疗技术

学习目标

职业素养目标: 具有与患者沟通的能力,能尊重患者,保护患者的隐私。

知识目标: 了解妇科常用特殊检查及诊疗技术的目的、适应证、禁忌证。

能力目标: 学会妇科常用特殊检查及诊疗技术的护理配合。

第一节 妇科常用特殊检查及护理配合

一、阴道分泌物悬滴检查

(一)目的

检查阴道内有无阴道毛滴虫、念珠菌及阴道清洁度。

(二)适应证

1. 疑为滴虫性阴道炎或外阴阴道假丝酵母菌病者。

2. 需确定阴道清洁度者。

(三)操作方法

详见实训6:妇科常用特殊检查及诊疗技术的护理配合。

(四)护理要点

准备用物,协助患者检查,取材送检,整理用物,收集、解释检查结果。

二、生殖道脱落细胞学检查

(一)目的

女性生殖道上皮细胞(阴道上段、子宫颈、子宫内膜上皮细胞)受卵巢激素的影响出现周期性变化,因此临床上通过生殖道脱落细胞学检查可以了解卵巢功能,明确机体雌激素水平,明确炎症病因,排除肿瘤。

(二)适应证

不明原因的闭经、异常子宫出血、先兆流产或稽留流产、部分生殖道感染性疾病。

(三)禁忌证

生殖系统急性炎症及月经期。

(四)操作方法

1. 阴道涂片

(1)已婚者一般用木制小刮板在阴道侧壁上 1/3 处轻轻刮取。

(2)无性生活者应签署同意书后,用浸湿的棉签深入阴道,紧贴阴道侧壁卷取,薄而均匀地涂于玻片上,将其置于固定液中固定。

2. 子宫颈刮片、液基薄层细胞学检查、HPV 检测操作方法详见实训 6。

(五)临床应用

1. 阴道涂片 主要目的是了解卵巢或胎盘功能,检测下生殖道感染的病原体。

2. 子宫颈刮片 是早期子宫颈癌筛查的重要方法(图 13-1)。临床使用 TBS 分类法来判断结果(详见第七章第一节子宫颈癌患者的护理)。

3. 液基薄层细胞学检查(thin-prep cytology test,TCT) 通过刷取子宫颈及子宫颈管内的细胞送检,进行薄层液基细胞学分类诊断,也是早期子宫颈癌筛查的重要方法。

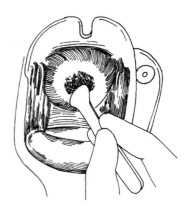

图 13-1 子宫颈刮片

4. HPV 检测 通过提取患者子宫颈病变局部组织的黏液及脱落细胞做 HPV DNA 检测,也常作为早期子宫颈癌筛查的重要方法。

 知识链接

HPV 分型与子宫颈病变

目前已知的 HPV 亚型有 120 多种,其中 40 多种亚型与宫颈感染和病变有关,根据其致病力的大小分为高危亚型和低危亚型两种。其中子宫颈低级别鳞状上皮内瘤变(LSIL)大部分感染由 13~15 个 HPV 高危亚型(16、18、31、33、35、45、51、52、56)和 4~6 个低危亚型(6、11、42、43、44)引起,其中高危亚型感染占 80%~85%,其余为低危亚型感染。而子宫颈高级别鳞状上皮内瘤变(HSIL)主要为高危亚型感染导致,超过 50% 的病例为 HPV16 和 HPV18 合并感染。

（六）护理要点

1. 检查前准备　告知患者取材前 24 小时内禁止阴道冲洗、检查、上药及性生活。

2. 检查中配合　向患者说明检查目的、步骤，以取得患者的配合。协助患者摆好体位，配合医生完成操作。

3. 检查后护理　评估检查后阴道流血情况，询问有无不适。将标本做好标记，并及时送检。嘱患者及时将病理报告结果反馈给医生，以免延误诊治。

三、子宫颈黏液检查

（一）目的

子宫颈黏液在卵巢激素的影响下，其量、性状及结晶形态可发生周期性变化。通过观察子宫颈黏液性状及结晶变化，了解卵巢功能、排卵时间、是否妊娠和月经失调类型等。

（二）适应证

用于卵巢功能检查及妊娠诊断。

（三）禁忌证

生殖器急性炎症及月经期。

（四）操作方法

1. 阴道窥器暴露子宫颈，观察子宫颈黏液性状及透明度。

2. 长镊子合拢伸进子宫颈口 1cm 夹取少许子宫颈管黏液，取出镊子缓慢张开，明确黏液延展性后涂片，待干燥后镜下观察结晶变化。

（五）护理要点

1. 根据患者月经情况，确定检查时间。

2. 严格无菌操作，预防感染；收集标本及时观察和送检。

四、子宫颈活体组织检查

（一）目的

子宫颈活体组织检查简称子宫颈活检，是确诊子宫颈癌前病变和子宫颈癌的必需步骤。

（二）适应证

1. 子宫颈细胞学检查结果是意义未明的不典型鳞状细胞（ASC-US）伴高危 HPV DNA 阳性，或低级别鳞状上皮内病变（LSIL）及以上病变。

2. HPV 检测 16 或 18 型阳性，或其他高危险 HPV 阳性持续 1 年以上者。

3. 阴道镜检查时反复阳性者或可疑阳性。

4. 疑有子宫颈癌或慢性特异性炎症,需进一步明确诊断者。

5. 子宫颈锥切术前确定切除范围。

（三）禁忌证

生殖道急性或亚急性炎症、妊娠期或月经期、有出血倾向者。

（四）操作方法

详见实训6:妇科常用特殊检查及诊疗技术的护理配合（图13-2）。

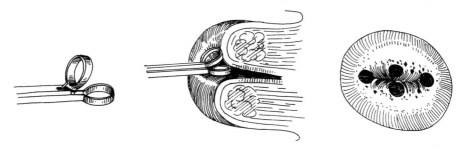

图 13-2 子宫颈活体组织检查

（五）护理要点

1. 术前指导 向患者解释检查目的、过程,并告知患者月经干净后3~7日内进行检查,有炎症者治愈后再活检。

2. 术中配合 术中陪伴在患者身边,给予心理支持,配合医生完成活检过程。将多点钳取组织分瓶装于标记好的标本瓶中固定。协助医生对创面进行压迫止血。

3. 术后护理 告知患者术后12~24小时内取出阴道内棉球或纱布,出血过多随时就诊。嘱患者术后保持外阴清洁,1个月内禁止盆浴和性生活。

五、诊断性刮宫术

（一）目的

诊断性刮宫术用于子宫腔及子宫颈管疾病的诊断。

（二）适应证

1. 子宫异常出血或阴道排液,需排除子宫内膜器质性病变者。

2. 月经失调,需了解子宫内膜变化及其对性激素的反应者。

3. 当怀疑同时有子宫颈病变时,应进行子宫颈管及子宫腔分段诊断性刮宫。

4. 子宫腔内有组织残留者。

（三）禁忌证

生殖系统急性炎症及术前体温 >37.5℃。

（四）操作方法

详见实训6:妇科常用特殊检查及诊疗技术的护理配合。

（五）护理要点

1. 术前准备

（1）向患者说明诊断性刮宫的目的及意义。

（2）预约时，告知患者术前5日禁止性生活，帮助患者选择检查时间，术前不要使用任何激素类药物。

（3）不孕症进行诊刮，应选择月经来潮前或月经来潮6小时内。异常子宫出血，疑为子宫内膜增生者，于月经前1～2日或月经来潮6小时内取材；疑为子宫内膜不规则脱落时，于月经第5～7日取材。

（4）子宫异常出血怀疑癌变者，随时可行诊刮，刮出组织够病理检查即可，不必全面刮宫，以防子宫穿孔、出血或癌组织扩散。病理检查未见明显癌组织，应全面刮宫，防止漏诊。

（5）检查卵巢功能者，可在月经期前1～2日取材，一般多在月经来潮6小时内取；闭经如排除妊娠则可随时取材。

（6）怀疑子宫内膜结核者，于经前1周或月经来潮6小时内刮取。刮取前3日及术后4日每日肌内注射链霉素及口服异烟肼，以防诊刮引起结核病灶扩散；刮宫时，要特别注意搔刮子宫角部。

（7）分段诊断性刮宫用于区分子宫内膜癌或子宫颈癌，分段诊刮者先不要探测子宫腔，用小刮匙先刮取子宫颈管内组织，再刮取子宫腔组织，将刮取组织分别送检。

（8）准备好各种抢救物品，以备急用。

2. 术中配合　术中陪伴在患者身边，指导患者放松技巧；协助医生完成手术。将刮取组织装于标记好的标本瓶中，送检。

3. 术后护理

（1）术后观察患者1小时，确认无异常方可离开。

（2）嘱患者术后保持外阴清洁，勤换内裤，2周内禁止盆浴及性生活，按医嘱服用抗生素3～5日，以防感染。

（3）1周后复诊了解病理检查结果。

第二节　妇科诊疗技术及护理配合

一、输卵管通畅检查

输卵管通畅检查常用的方法有输卵管通液术和子宫输卵管造影术。

（一）目的

检查输卵管是否通畅，了解子宫腔和输卵管腔形态及输卵管阻塞部位，同时对输卵管黏膜轻度粘连有疏通作用。

（二）适应证

1. 不孕症，疑有输卵管阻塞者。

2. 检验及评价输卵管绝育术、输卵管造口术、粘连分离术、输卵管成形术、输卵管再通术后的效果。

3. 轻度输卵管阻塞的治疗。

（三）禁忌证

1. 生殖器官急性炎症、慢性炎症急性或亚急性发作。

2. 月经期或不规则阴道流血。

3. 可疑妊娠。

4. 严重的全身性疾病，如心、肺功能异常等，不能耐受手术。

5. 术前体温 >37.5℃。

（四）操作方法

1. 输卵管通液术

（1）患者排空膀胱后，协助患者取膀胱截石位。双合诊检查子宫大小及位置。常规消毒外阴和阴道，铺无菌巾。

（2）阴道窥器暴露子宫颈，消毒阴道及子宫颈。子宫颈钳夹持子宫颈前唇，沿子宫腔方向置入子宫颈导管，使橡皮塞或气囊与子宫颈外口紧密相贴。

（3）接注射器，向宫腔内注入 0.9% 氯化钠溶液及庆大霉素等。如注入 20ml 无阻力及无液体渗出，说明输卵管通畅；如注入不足 10ml 即有阻力，患者有下腹胀痛，停止注射后液体又回到注射器，说明输卵管阻塞；若再加压，液体又能推入，说明输卵管轻度粘连被分开（图 13-3）。

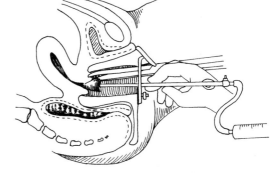

图 13-3 输卵管通畅检查

2. 子宫输卵管造影术

（1）、（2）步骤同输卵管通液术。

（3）若用泛影葡胺液造影，应在注射后立即摄片，10～20 分钟后第二次摄片，观察泛影葡胺液流入盆腔情况。

（4）若进行超声下子宫输卵管造影，则于管腔内安置 14 号 Foley 尿管，并在水囊内注入 1～2ml 生理盐水。注意置管后适当往外牵拉，使水囊堵住子宫颈内口。徐徐注入超声微泡造影剂，同时应用超声机（以三维超声机为宜）实时观察并记录超声造影图像及患者反应、有无造影剂反流等。

（五）护理要点

1. 术前准备

（1）解释输卵管通畅术的目的、操作方法及可能出现的不适及配合要点，取得患者配合。

（2）指导患者在月经干净后 3～7 日实施手术,有炎症和阴道出血的暂缓检查。

（3）为保持子宫正常位置,便秘者应行清洁灌肠。

2. 术中配合

（1）随时了解患者的感受,观察下腹疼痛的情况,如有不适立即通知医生并协助处理。

（2）严密监测患者生命体征,警惕患者是否出现过敏反应。

3. 术后护理　术后遵医嘱应用抗生素,保持外阴清洁,2 周内禁止性生活及盆浴。

二、阴道后穹隆穿刺术

（一）目的

明确直肠子宫陷凹处的积液及位于直肠子宫陷凹处盆腔肿块的性质。

（二）适应证

1. 疑有腹腔内出血时,如输卵管妊娠破裂、卵巢黄体破裂等。

2. 疑有盆腔积液、积脓的检查及治疗。

3. 超声检查引导下经阴道后穹隆穿刺取卵,用于助孕技术。

4. 超声检查引导下行生殖器官某些疾病的治疗。

（三）禁忌证

1. 盆腔严重粘连,较大肿物占据直肠子宫陷凹部位者。

2. 高度怀疑恶性肿瘤者。

3. 疑肠管和子宫后壁粘连者。

4. 异位妊娠准备非手术治疗时。

（四）操作方法

1. 患者排空膀胱,取膀胱截石位,常规消毒外阴、阴道后铺无菌巾。

2. 阴道窥器或阴道拉钩暴露子宫颈与阴道后穹隆,局部再次消毒。

3. 用子宫颈钳夹持子宫颈后唇向前牵引,充分暴露阴道后穹隆,并消毒。

4. 用腰椎穿刺针或 22 号长针头与 5～10ml 注射器连接后,在后穹隆中央部或稍偏病侧刺入。当穿刺针穿过阴道壁有落空感时(穿刺深度约 2～3cm),进行抽吸,必要时调整穿刺针方向或深浅度。若无液体抽出,可以边抽吸边退针(图 13-4)。

5. 抽吸完毕后拔针,局部以无菌纱布压迫止血后,取出子

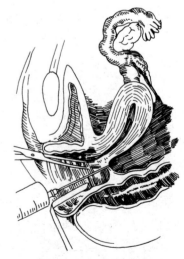

图 13-4　阴道后穹隆
穿刺术

宫颈钳和阴道窥器。

（五）护理要点

1. 术前准备　解释操作目的和方法,消除紧张心理,取得患者配合。

2. 术中配合

（1）穿刺过程中,嘱患者禁止移动身体,避免伤及子宫和直肠。注意观察患者生命体征、面色变化,了解患者的感受,发现异常及时汇报。

（2）协助医生顺利完成穿刺过程。

（3）注意观察抽出液的性状及颜色,抽出物为血液,应放置5分钟观察是否凝固,如凝固为血管内血液,若放置6分钟不凝固,可诊断为腹腔内出血;或将血液滴注于纱布上观察,出现红晕则为血管内血液。

3. 术后护理

（1）协助医生做好记录,遵医嘱做好标记并及时送检。做好常规检查或细胞学检查,脓性液体应行细菌培养和药物敏感试验。

（2）术后整理用物,安置患者,注意有无脏器损伤及内出血等异常征象。

（3）术后嘱患者保持外阴清洁,若阴道留有填塞纱布,24小时后取出。

（4）对准备急诊手术的患者,应立即做好术前准备。

三、妇科内镜检查

内镜可用于妇科疾病的诊断和治疗,常用的内镜有阴道镜、宫腔镜和腹腔镜。

（一）阴道镜检查

1. 目的　利用阴道镜在强光源照射下将子宫颈阴道部上皮放大10～40倍,以观察肉眼看不到的微小病变,并在可疑部位进行定位活检。其可用于子宫颈癌及癌前病变的诊断,也用于外阴皮肤和阴道黏膜的相关病变和疾病的观察。

2. 适应证

（1）有接触性出血,肉眼观察子宫颈无明显变化者。

（2）子宫颈细胞学检查TBS提示上皮细胞异常或HPV检测16型或18型阳性者。

（3）对可疑外阴、阴道、子宫颈病变及肉眼见可疑癌变,需行病灶指导性活检。

（4）子宫颈锥切术前确定切除范围。

（5）慢性子宫颈炎长期治疗无效需要排除癌变。

3. 禁忌证

（1）生殖器官急、慢性炎症。

（2）月经期或不规则阴道流血。

4. 操作方法

（1）患者排空膀胱,取膀胱截石位,阴道窥器暴露阴道、子宫颈。拭去子宫颈口处分泌物。

（2）打开光源,调整目镜以利于观察,再调节好焦距。先在白光下用10倍低倍镜观察子宫颈外形、颜色及血管等。必要时使用绿色滤光镜片使光线柔和,加用红色滤光镜片进行血管的精密观察。

（3）用3%～5%醋酸棉球涂擦子宫颈阴道部,使上皮净化并肿胀,以便于观察病变边界及表面形态。

（4）涂复方碘液进行碘试验,因正常鳞状上皮富含糖原,涂碘后着色,呈深棕色,称为碘试验阴性。因柱状上皮、未成熟化生上皮以及病变上皮不含糖原,涂碘后均不着色,称为碘试验阳性。在不着色的可疑病变部位取活组织送检,更有助于准确诊断疾病。

5. 护理要点

（1）术前准备:嘱患者24小时内避免性生活及阴道、子宫颈检查和治疗。解释操作目的和方法,消除紧张心理,取得患者配合。

（2）术中配合:协助医生调整阴道镜和检查台至合适的高度,将镜头放置距离外阴10cm的位置,将镜头对准子宫颈,打开光源,连接好监视器,调节焦距。

（3）术后护理:协助医生做好记录,取出的活体组织,遵医嘱装入标本瓶并及时送检。嘱患者保持外阴清洁,禁止性生活及盆浴2周。

（二）宫腔镜检查

1. 目的　通过宫腔镜直视下观察子宫颈管、子宫颈内口、子宫内膜及输卵管开口,对病变部位组织进行取材或行子宫腔内手术治疗。

2. 适应证

（1）异常子宫出血、子宫腔粘连的诊断,不孕症、子宫内膜病变的诊治。

（2）子宫腔内异物(如流产残留物、节育器)的定位和取出。

（3）评估超声检查的异常子宫腔回声及占位性病变。

（4）宫腔镜引导下输卵管通液、注药及绝育术。

3. 禁忌证

（1）急性生殖道炎症及盆腔感染者。

（2）心、肝、肾衰竭急性期及其他不能耐受手术者。

（3）子宫颈瘢痕,不能充分扩张,子宫颈损伤或松弛者。

（4）近3个月内有子宫穿孔史或子宫手术者。

4. 操作方法

（1）患者排空膀胱,取膀胱截石位,消毒外阴、阴道后铺无菌巾。阴道窥器暴露阴道、子宫颈,局部再次消毒,以子宫颈钳夹持子宫颈,用探针探明子宫腔深度和方向,扩张子宫颈至大于镜体外鞘直径半号。

（2）接通膨宫泵,排空管内液体,调整压力至100mmHg,以5%葡萄糖液为膨宫液注入子宫颈将其膨开,把宫腔镜插入子宫腔,冲洗子宫腔至流出液清亮。调整液体流量使子宫腔内达到所需压力,扩张子宫腔即可看清子宫腔和子宫颈管。

（3）观察子宫腔及输卵管开口,再观察子宫颈内口和子宫颈管情况。

（4）手术操作可在确诊后立即施行。

5. 护理要点

（1）术前准备

1）解释操作目的、方法及可能出现的不适,消除紧张心理,取得患者配合。

2）术前详细询问病史,糖尿病患者应选用5%甘露醇替代5%葡萄糖液作为膨宫介质。

3）时间选择在月经干净后1周内进行。

4）术前必须进行妇科检查、子宫颈脱落细胞学检查及阴道分泌物检查。

（2）术中配合

1）保持容器内有足够的灌流液,防止空气栓塞,记录出入量,当入量超过出量时,及时报告医生。

2）注意观察患者的反应,对未实施麻醉的患者给予心理支持。

（3）术后护理

1）术后嘱患者卧床休息30分钟,观察记录生命体征及有无腹痛,出现异常立即汇报医生并协助处理。

2）术后嘱患者保持外阴清洁,2周内禁止性生活和盆浴,遵医嘱使用抗生素3~5日预防感染。

（三）腹腔镜检查

1. 目的　利用腹腔镜观察盆腔、腹腔内脏器的形态、有无病变,必要时取活组织进行病理检查或手术治疗。

2. 适应证

（1）子宫内膜异位症。

（2）不孕。

（3）输卵管妊娠,输卵管、卵巢、子宫疾病。

（4）计划生育手术及其并发症如输卵管绝育术及宫内节育器异位、嵌顿。

（5）子宫肌瘤。

（6）早期子宫内膜癌和子宫颈癌。

（7）不明原因急、慢性腹痛和盆腔疼痛。

3. 禁忌证

（1）严重心肺功能不全。

（2）盆腔肿块过大,超过脐水平。

（3）凝血功能障碍。

（4）膈疝。

（5）腹腔内广泛粘连。

（6）弥漫性腹膜炎或腹腔内大出血者。

4. 操作方法

（1）常规消毒腹部皮肤及外阴、阴道后，放置举官器。

（2）人工气腹：在脐孔中央下缘 1~2cm 处切开皮肤及浅筋膜，用巾钳提起腹壁，呈 90° 将气腹针穿刺进入腹腔，连接自动 CO_2 机，以流量 1~2L/min 的速度，向腹腔注入 CO_2 使腹内压力达 12~15mmHg 后停止充气，拔出气腹针。

（3）放置腹腔镜：穿刺器从切口处垂直穿刺入腹腔，拔出套管针芯，将腹腔镜自套管插入腹腔，打开冷光源按顺序检查盆腔内各脏器（图 13-5）。

（4）检查后根据病情进行进一步必要的操作。

（5）术毕，生理盐水冲洗腹腔，检查有无出血及内脏损伤，取出腹腔镜，放尽气体，拔出套管，缝合穿刺口，无菌纱布覆盖伤口并固定。

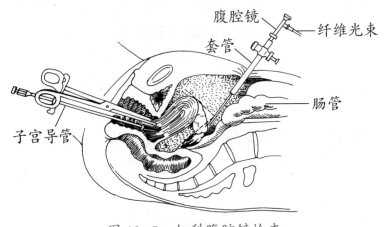

图 13-5 妇科腹腔镜检查

5. 护理要点

（1）术前准备

1）解释操作目的、方法及注意事项，消除紧张心理，取得患者配合。

2）协助医生常规消毒腹部、外阴及阴道。

3）留置导尿管，放置举官器（有性生活史者）。

4）检查腹腔镜系统运行是否正常，负极板连接是否正确，CO_2 气体是否充足。

（2）术中配合

1）腹腔注入气体 1L 时，放低床头倾斜 15°~25°，将患者调整为头低臀高位。

2）注意观察患者生命体征，发现异常及时汇报并协助处理。

（3）术后护理

1）术后指导患者平卧 24~48 小时，可在床上翻身活动，避免过早站立，以免引起 CO_2 上移刺激膈肌引起上腹部不适及肩痛。

2）评估患者有无肩痛、上肢不适等症状，并向患者解释是腹腔残留 CO_2 引起，术后会逐渐缓解直至消失。鼓励患者下床活动，促进腹腔内残留 CO_2 的分解和吸收。

3）注意穿刺口有无红肿、渗出。

4）嘱患者术后保持外阴清洁,2周内禁止性生活,遵医嘱使用抗生素预防感染。

　　本章的学习重点为妇科常用特殊检查及诊疗技术的目的、适应证、禁忌证。本章的学习难点为阴道分泌物悬滴检查、生殖道脱落细胞学检查、子宫颈活体组织检查、诊断性刮宫术的护理要点。常用特殊检查及诊疗技术是女性生殖器官疾病诊断的重要手段,在学习过程中要注意操作前向患者做好解释,关心体贴患者,动作轻柔,保护患者隐私,并按规范进行。

（郑智嘉）

 思考题

　　张女士,64岁,绝经9年,反复阴道不规则流血半年。患者55岁绝经,绝经后无阴道流血及阴道排液等症状,半年前出现阴道不规则流血,量少,无其他不适。曾到其他医院检查,按萎缩性阴道炎治疗,症状略有减轻,近日再次出现阴道出血就诊。妇科检查(消毒后):外阴经产老年型;阴道通畅,见少量红色分泌物,黏膜无炎症改变;子宫颈正常大小,光滑,子宫增大,饱满,软,无压痛,可活动;双附件区未触及异常。拟行诊断性刮宫。

工作任务:

1. 遵医嘱进行特殊检查准备时,正确指导患者相关注意事项。

2. 进行特殊检查时,正确进行护理配合。

附 录

实 训 指 导

实训 1 妇科检查的护理配合

 工作情景与任务

导入情景:

王女士,已婚,30岁,外阴瘙痒,豆腐渣样白带3日。前来妇科门诊就诊,医生问诊后建议其进行妇科检查。

工作任务:

请配合医生为王女士完成妇科检查。

【实训目标】

1. 职业素养目标　具有关心体贴、尊重患者与保护患者隐私的良好职业素养和沟通技巧。

2. 知识目标　掌握妇科检查的操作流程及护理配合。

3. 能力目标　学会妇科检查的用物准备。

【实训准备】

1. 实训场地　校内模拟实训室或医院病房,环境安全、宽敞明亮。

2. 用物准备　照明灯、无菌手套、臀垫、污物桶、遮挡屏风、阴道窥器、长镊子、无菌持物钳、生理盐水、消毒敷料、长棉签、消毒液,妇科检查模型等所需物品。

3. 操作者准备　洗手,戴口罩、帽子,穿工作服,戴无菌手套。

4. 患者准备　排空膀胱,放松心情。

【注意事项】

1. 进行妇科检查时注意运用沟通技术,促进患者主动配合。

2. 沟通时态度和蔼、亲切,操作轻柔,注意保护患者隐私。

3. 未婚者禁做双合诊及阴道窥器检查,月经期或有阴道出血时避免做妇科检查。

【实训学时】

2学时。

【实训方法与结果】

1. 实训方法　课前请同学们通过学习软件手机端观看视频。课中教师讲授实训重点、难点并进行实训辅导、小结,学生 3～5 人一组,通过角色扮演,分组练习用物准备、妇科检查并完成学生互评。

2. 实训结果　每位学生掌握各项操作流程,对照考核标准自评分达 80 分以上。

【操作步骤与学习评价】

项目总分	项目内容	考评内容及技术要求	分值	扣分	得分
素质要求 (5分)	仪表	端庄大方、态度亲切	1		
	着装	衣帽整洁	1		
	自我介绍	详实,规范,语言温和礼貌	3		
操作前 准备 (25分)	环境	评估检查室环境,光线明亮,温度 26～28℃,湿度 50%～60%	2		
	用物	用物齐全,有序摆放(用物少一项扣一分)	10		
	患者	教会患者正确体位,主动配合检查	5		
	核对患者信息	核对身份信息	5		
	护士	修剪指甲(口述),七步洗手	3		
操作步骤 (60分)	外阴检查	外阴发育情况,阴毛分布,有无畸形、充血、水肿、溃疡等 注意皮肤色泽、是否增厚;了解阴道前庭、尿道口、阴道口情况(口述,漏 1 项扣 0.5 分)	10		
	阴道窥器检查	左手拇指与示指分开小阴唇,暴露阴道口,右手持阴道窥器斜行沿阴道后侧壁缓慢插入阴道内,边推边旋转,送至阴道顶端转平,逐渐张开两叶,直至暴露子宫颈(放置方法不正确扣 2 分) 观察阴道色泽、是否有充血、水肿、溃疡、肿物等。注意阴道分泌物的量、性状、颜色,有无臭味(口述,漏 1 项扣 0.5 分) 观察子宫颈外口情况,有无赘生物、肥大、糜烂及接触性出血;子宫颈分泌物情况(口述,漏 1 项扣 0.5 分)	15		
	双合诊检查	进入阴道手指触诊阴道深度,阴道壁是否有肿物等,子宫颈活动度、软硬度,有无赘生物及接触性出血 了解子宫大小、活动度、位置、形状,是否有压痛;了解附件区有无肿物,肿物的大小、质地、活动度、是否有压痛(口述,漏 1 项扣 0.5 分)	20		
	三合诊检查	了解后位子宫、子宫后壁、盆腔后部有无病变(口述漏 1 项扣 0.5 分)	5		

项目总分	项目内容	考评内容及技术要求	分值	扣分	得分
操作步骤（60分）	整理记录	整理用物,七步洗手,报告操作结束	2		
		告知患者检查情况,并填写在病历上	3		
		解答患者提出的相关问题,进行恰当的健康教育	5		
综合评价（10分）	严格遵守操作规范		5		
	顺序正确,动作规范,操作熟练		2		
	关心患者,沟通有效		3		
总分			100		
得分					

（周　清）

实训 2　妇科腹部手术的护理配合及术前术后护理

 工作情景与任务

导入情景：

刘女士,已婚,38 岁,因子宫颈癌入院完善相关检查后,拟行广泛性子宫全切术,术后患者紧张、焦虑,切口疼痛。

工作任务：

请为刘女士做好术前、术后护理。

【实训目标】

1. 职业素养目标　包括具有与患者交流、沟通的能力。

2. 知识目标　为熟练掌握妇科腹部手术的术前、术后护理。

3. 能力目标　包括学会为妇科腹部手术患者实施相应术前、术后护理技能。

【实训准备】

1. 实训场地　校内模拟实训室或医院病房,环境安全、宽敞明亮。

2. 用物准备　选择典型病例或多媒体病例资料,多媒体课件;或联系医院病房,组织学生临床见习。

3. 学生准备　穿工作服,戴口罩、帽子。

【注意事项】

1. 重视角色扮演练习。

2. 与患者沟通要通俗易懂,耐心细致,以取得患者的配合。

【实训学时】

2学时。

【实训方法与结果】

1. 实训方法　角色扮演或医院见习。

（1）提供病例，指导学生进行角色扮演。

（2）在医院根据具体情况选择观看实践操作内容。

2. 实训步骤

（1）组织学生认真扮演病例中讲述的角色。

（2）学生随机分成若干组，根据病例中患者术前、术后的不同情况，对病例进行护理评估。

（3）学生根据评估内容，列出护理诊断／问题，制订护理措施。

（4）完成一份妇科腹部手术患者的护理计划，并完成学生互评，教师进行总结点评。

（5）在医院见习分别由几位老师带教，明确实训目标。

3. 实训结果　每位学生掌握妇科腹部手术患者术前和术后护理，对照考核标准自评分达80分以上。

【操作步骤与学习评价】

项目总分	项目内容	考评内容及技术要求	分值	扣分	得分
素质要求 （5分）	仪表	端庄大方、态度亲切	1		
	着装	衣帽整洁	1		
	自我介绍	详实，规范，语言温和礼貌	3		
操作前 准备 （15分）	环境	评估检查室环境，光线明亮，温度26～28℃，湿度50%～60%，注意保护患者隐私	1		
	用物	口述各项准备的用物（少一项扣一分）	8		
	患者	教会患者正确体位，主动配合检查	2		
	核对患者信息	核对身份信息	3		
	护士	修剪指甲（口述），七步洗手	1		
操作步骤 （70分）	术前护理 （35分）	1. 术前评估和知识宣教内容，包括患者的病情、配合情况、生命体征、饮食、睡眠、排便等，了解患者是否在月经期（口述漏1项扣1分）	10		
		2. 皮肤准备。正确指导、协助患者进行个人卫生处置；正确实施备皮。备皮步骤：协助患者取仰卧位，屈膝两腿外展，臀下铺卫生垫。打开一次性备皮包，戴手套，涂擦肥皂水，备皮范围：上自剑突下，两侧至腋中线，下达阴阜及大腿上1/3处的皮肤。绷紧皮肤，手持备皮刀与皮肤成45°角，分区剔净毛发，并注意清洁脐孔。整个过程动作轻柔，备皮后检查备皮部位毛发是否剔净，皮肤有无损伤（方法不正确或损伤患者不得分）	5		

项目总分	项目内容	考评内容及技术要求	分值	扣分	得分
操作步骤 （70分）	术前护理 （35分）	3. 阴道准备。根据手术需要,手术前1日行阴道灌洗做好手术部位标记。阴道灌洗步骤:协助患者屈膝仰卧位,双膝屈曲向外分开,脱去对侧裤腿,暴露会阴部灌洗袋挂于距床沿60~70cm的输液架上,排去管内空气。先冲洗外阴部,然后用左手分开小阴唇,将灌洗头插入至后穹隆处,边冲洗边将灌洗头围绕子宫颈上下左右移动,或者用阴道窥器扩开阴道暴露子宫颈后边冲洗边转动阴道窥器。当灌洗液残留100ml时,夹住并下压灌洗头(或阴道窥器)使阴道内残留液完全流出,取出灌洗头或阴道窥器,再冲洗一次外阴部扶,患者坐起,擦干外阴部(方法不正确每处扣1分)	5		
		4. 指导患者正确完成术前准备工作,包括心理、胃肠道准备、功能锻炼、饮食休息(口述漏1项扣1分)	5		
		5. 手术日准备:①口述检查术前准备工作内容,如患者的生命体征、心理状况、各种病历文件、化验检查报告等;②留置尿管;③遵医嘱使用术前针;④与手术室护士做好患者交接	10		
	术后护理 （35分）	1. 备好床单位和物品,做好接收患者的准备;口述交接患者的流程及评估内容	5		
		2. 根据患者手术和麻醉方式,安置适当体位,必要时给予床挡保护和保护性约束	5		
		3. 检测生命体征,观察术后反映情况,口述术后常见症状的处理方法。如疼痛、发热、腹胀、尿潴留等(口述漏1项扣1分,不完整扣0.5分)	10		
		4. 各种引流管正确连接、固定牢固、引流通畅,伤口有无渗血、包扎是否妥当、受压皮肤是否完好(口述漏1项扣1分)	10		
		5. 告知患者或家属术后注意事项,做好术后知识宣教	5		
综合评价 （10分）	严格遵守查对制度,符合无菌技术、操作规范		2		
	动作规范,操作熟练		3		
	内容详实,沟通有效,关心患者		5		
总分			100		
得分					

（张彬妮）

实训3 妇科外阴、阴道手术的护理配合及术前术后护理

 工作情景与任务

导入情景:

李女士,61岁,因外阴癌住院治疗,医生建议的治疗方案为3日后行改良广泛外阴切除术及双侧腹股沟深浅淋巴结评估。患者得知需要手术,表现为焦虑不安、失眠。李女士手术顺利,术后第2日,神志清醒,主诉伤口疼痛。

工作任务:

请为李女士制订完整的术前及术后护理计划。

【实训目标】

1. 职业素养目标 为关爱、尊重患者,具有与患者交流、沟通的能力。

2. 知识目标 包括熟练掌握妇科外阴、阴道手术术前及术后护理。

3. 能力目标 包括学会为外阴、阴道手术患者实施相应术前、术后护理的技能。

【实训准备】

1. 实训场地 校内模拟实训室或多媒体教室。

2. 用物准备 选择典型病例或多媒体病例资料,多媒体课件。

3. 学生准备 穿工作服,戴口罩、帽子。

【注意事项】

1. 注意尊重、关爱患者,保护患者隐私。

2. 与患者沟通耐心、细致,通俗易懂,以取得患者的理解和配合。

【实训学时】

2学时。

【实训方法与结果】

1. 实训方法 病例分析

(1)提供病例,指导学生进行角色扮演。

(2)在医院根据具体情况选择观看实践操作内容。

2. 实践步骤

(1)多媒体演示:组织学生观看外阴阴道手术的教学录像,观看前提出本实训的实训目标,观看时及时讲解和补充知识点,观看后学生讨论,教师总结。

(2)病案讨论:教师给学生提供案例分析资料,学生分组讨论。要求学生按照护理程序进行护理评估、列出常见护理诊断、制订护理计划。每组选定代表发言,教师给予点评总结。

3. 实训结果 每位学生掌握妇科外阴、阴道手术患者术前和术后护理,对照考核标准自评分达80分以上。

【操作步骤与学习评价】

项目总分	项目内容	考评内容及技术要求	分值	扣分	得分
素质要求 （5分）	仪表	端庄大方、态度亲切	1		
	着装	衣帽整洁	1		
	自我介绍	详实,规范,语言温和礼貌	3		
操作前 准备 （15分）	环境	评估检查室环境,光线明亮,温度26～28℃,湿度50%～60%,注意保护患者隐私	1		
	用物	口述各项准备的用物（少一项扣一分）	8		
	患者	教会患者正确体位,主动配合检查	2		
	核对患者信息	核对身份信息	3		
	护士	修剪指甲（口述）,七步洗手	1		
操作步骤 （70分）	术前护理 （35分）	1. 术前评估和知识宣教内容,包括患者的病情、配合情况、生命体征、饮食、睡眠、排便等,了解患者是否在月经期（口述漏1项扣1分）	5		
		2. 做好心理疏导,口述术前术后的注意事项和护理配合事项（口述漏1项扣1分）	5		
		3. 正确指导、协助患者做好皮肤、阴道、胃肠道、膀胱准备。皮肤准备的范围:上至耻骨联合上10cm,下至会阴部、肛门周围、腹股沟和大腿上1/3处（方法指导不正确每处扣1分）	10		
		4. 指导患者进行预防术后并发症的训练,包括深呼吸、咳嗽、翻身、床上肢体锻炼方法、床上使用便器等（方法指导不正确每处扣1分）	5		
		5. 手术日护理:①检查术前准备工作内容,如患者的生命体征,各种病历文件、化验检查报告、心理状况等;②遵医嘱使用术前针;③与手术室护士做好患者交接（口述漏1项扣1分）	10		
	术后护理 （35分）	1. 备好床单位和物品,做好接收患者的准备。口述交接患者的流程及评估内容（口述漏1项扣1分）	5		
		2. 根据患者手术和麻醉方式,安置适当体位,必要时给予床挡保护和保护性约束（口述漏1项扣1分）	5		
		3. 观察切口的情况有无渗血,做好切口护理。每日行外阴擦洗2次,外阴包扎或阴道内纱条一般在术后12～24小时内取出（方法不正确每处扣1分）	5		
		4. 做好留置尿管护理,拔管前进行膀胱功能训练（口述方法不正确每处扣1分）	5		

196

项目总分	项目内容	考评内容及技术要求	分值	扣分	得分
操作步骤 （70分）	术后护理 （35分）	5. 控制首次排便时间,涉及肠道的手术按医嘱给予药抑制肠蠕动物（口述方法不正确每处扣1分）	5		
		6. 教会患者缓解疼痛和减轻腹压的方法,遵医嘱给予止痛药（口述方法不正确每处扣1分）	5		
		7. 告知患者或家属术后注意事项,做好术后知识宣教（口述内容不全每处扣1分）	5		
综合评价 （10分）	严格遵守查对制度,符合无菌技术、操作规范		2		
	动作规范,操作熟练		3		
	内容详实,沟通有效,关心患者		5		
总分			100		
得分					

（张彬妮）

实训 4　计划生育手术的护理配合

 工作情景与任务

导入情景:

王女士,已婚,30岁,停经2月余。前来妇科门诊就诊,要求终止妊娠,医生检查后建议其进行负压吸引术。

工作任务:

请配合医生为王女士完成负压吸引术。

【实训目标】

1. 职业素养目标　具有良好的职业道德素养和沟通能力,关心体贴患者,保护患者的隐私。

2. 知识目标　掌握计划生育常用手术的操作流程及护理配合。

3. 能力目标　学会为计划生育手术准备用物,能配合医生进行计划生育手术并对受术者开展健康教育。

【实训准备】

1. 场地准备　校内模拟实训室或医院计划生育手术室,环境安全、宽敞明亮。

2. 用物准备

（1）放、取环术无菌器械包:①消毒用物包括消毒钳1把,常规消毒液及其他消毒用物;②手术用物包括阴道窥器1个、宫颈钳1把、探针1根、放置器1把、取环器1把、宫颈扩张器4~6号各1根、弯盘1个、剪刀1把、药杯1个、双层大包布1块、洞巾1块、卵圆钳1把、脚套2只、干纱布、棉球若干。③无菌手套、封装完好的有效期内节育器。

（2）负压吸引术无菌器械包：①消毒用物包括消毒钳1把，常规消毒液及其他消毒用物；②手术用物包括阴道窥器1个、宫颈钳1把、探针1根、宫颈扩张器4~8号各1根、6~8号金属吸引管各1根、橡胶吸引管1根、卵圆钳1把、弯盘1个、药杯1个、双层大包布1块、洞巾1块、脚套2只、干纱布、棉球若干，负压吸引装置1套，筛网，缩宫素10IU备用。

3. 操作者准备　洗手，戴口罩、帽子，穿工作服，戴无菌手套。

4. 患者准备　排空膀胱，放松心情。

【注意事项】

1. 所有经阴道的子宫腔手术均应在术前进行妇科检查，明确子宫位置、大小。严格遵守无菌操作，动作轻柔，减少损伤。

2. 向子宫腔放置节育器时应避免节育器碰触外阴及阴道，以防止感染。操作过程中应技术熟练，防止子宫穿孔，特别是哺乳期及瘢痕子宫等。

3. 宫内节育器取出时切忌粗暴用力、硬性牵拉，以免发生脏器损伤和大出血。子宫颈口较紧者应行扩张术后再取出节育器。牵拉过程中尾丝断裂、脱落，可改用钳取。取器困难者应在超声引导下操作，无症状者也可暂时观察，下次月经后再取。

4. 严格掌握手术流产的适应证，实施无痛静脉麻醉人工流产时，应由麻醉师给药和监护，以防麻醉意外。

【实训学时】

2学时。

【实训方法与结果】

1. 实训方法　教师通过模型示教或播放视频，演示宫内节育器放取术及负压吸引术的操作过程，然后分组练习。有条件的学校也可带学生到医院见习。

2. 实训结果　每位学生掌握各项操作流程，对照考核标准自评分达80分以上。

【操作步骤与学习评价】

项目总分	项目内容	考评内容及技术要求	分值	得分
素质要求 （5分）	仪表	端庄大方、态度亲切	1	
	着装	衣帽整洁	1	
	自我介绍	详实，规范，语言温和礼貌	3	
术前准备 （25分）	环境	评估检查室环境，光线明亮，温度24~26℃，湿度50%~60%，设置屏风保护患者隐私	2	
	用物	用物齐全，有序摆放（少一项扣一分）	10	
	核对信息	核对身份信息，核查术前检查结果并谈话，签手术同意书	5	
	护士	修剪指甲；洗手（七步洗手）；戴口罩	5	
	患者	排空膀胱后取膀胱截石位	3	

项目总分	项目内容	考评内容及技术要求	分值	得分
操作步骤 （60分）	外阴消毒、铺巾	1. 手术者按无菌操作手术要求穿戴消毒工作衣、帽子及无菌手套 2. 常规消毒外阴、阴道 3. 给患者套脚套,铺无菌巾（操作错误1次扣1分）	3	
	双合诊检查	双合诊检查子宫位置、大小及双侧附件情况	2	
	子宫颈消毒及固定	1. 放置窥阴器充分暴露子宫颈,消毒子宫颈及阴道 2. 子宫颈管消毒 3. 宫颈钳夹持子宫颈前唇稍向外牵引并用左手固定 （操作错误1次扣1分）	3	
	宫内节育器放置术	1. 右手持子宫探针顺子宫屈度缓慢进入子宫腔,探测子宫腔方向及深度,子宫颈口较紧者应以宫颈扩张器顺序扩至6号 2. 根据所探测的子宫腔深度,选择相应大小的节育器 3. 用节育器放置器沿子宫腔方向将选好的节育器轻轻送至子宫底,缓慢撤出放置器 4. 带尾丝节育器应保留约2cm并剪除多余部分尾丝 （操作错误1次扣2分）	12	
	宫内节育器取出术	1. 右手持子宫探针顺子宫屈度缓慢进入子宫腔,探测节育器所在具体位置 2. 不带尾丝的节育器用取环器钩住节育器后轻轻牵引取出 3. 带尾丝的节育器用血管钳夹住节育器尾丝后轻轻牵引取出 4. 术毕请受术者确认取出节育器 （操作错误1次扣2分）	12	
	负压吸引术	1. 右手持子宫探针顺子宫屈度缓慢进入子宫腔,探测子宫腔方向及深度 2. 用宫颈扩张器依次逐号扩张子宫颈至比所用吸管大半号至1号,吸引前,先将橡皮管一端连接金属吸管,另一端连接至负压吸引瓶上,进行负压吸引试验无误后,选择合适负压（400~500mmHg）。按顺时针方向吸引子宫腔1~2周,当感觉子宫缩小、子宫壁粗糙、上下移动受阻时,表示妊娠物已被吸净,此时折叠橡皮管阻断负压后轻轻取出吸管 3. 吸引结束后,用刮匙轻刮子1周,确认是否吸净	15	

项目总分	项目内容	考评内容及技术要求	分值	得分
操作步骤 （60分）	负压吸引术	4. 用子宫探针复测子宫腔深度,确定术后子宫腔缩小程度 5. 吸出物仔细检查有无绒毛结构 （操作错1次扣2分）		
	术后处理	1. 术毕,取下宫颈钳,拭净子宫颈、阴道内血迹,使子宫颈复位 2. 取下窥器,拭净外阴及臀部,垫上消毒垫	5	
	整理记录	整理用物,七步洗手,报告操作结果	2	
		填写手术记录,特殊情况应详细记录	3	
		解答患者提出的相关问题,进行恰当的健康教育	3	
综合评价 （10分）		顺序正确,动作规范,操作熟练	2	
		关心患者,沟通有效	3	
		严格遵守操作规范	5	
总分			100	

（刘　娟）

实训 5　妇科常用护理技术

一、会阴护理

 工作情景与任务

导入情景:

王女士,已婚,45岁,因骑单车发生意外,会阴挫伤伴血肿,现住院4日,遵医嘱行会阴擦洗/冲洗及会阴湿热敷。

工作任务:

请配合医生为王女士完成会阴擦洗/冲洗及会阴湿热敷。

【实训目标】

1. 职业素养目标　具有关心、体贴患者,能与患者有效沟通的能力。

2. 知识目标　掌握会阴护理的用物准备及护理要点。

3. 能力目标　学会会阴护理的操作方法。

【实训准备】

1. 实训场地　校内模拟示教室。

2. 用物准备　操作前在患者臀下垫好一次性防水垫,备好操作所需手套。

（1）会阴擦洗/冲洗:会阴擦洗盘1个,盘内放置治疗巾1块、消毒弯盘2只、无菌镊子2把（或卵圆钳2把）、浸有消毒液的棉球若干、无菌干纱布2块。常用药液有0.02%聚维酮碘溶液、1:5 000高锰酸钾溶液等。会阴冲洗需准备内盛消毒液500ml的冲洗壶1个、便盆1个、水温计1支。

（2）会阴湿热敷:热源袋（如热水袋、电热宝）或红外线灯、无菌纱布若干。会阴擦洗盘1个、内有消毒弯盘2个、镊子2把、消毒干纱布2块,医用凡士林、消毒棉垫1块。热敷溶液常用的有50%硫酸镁等。

3. 操作者准备　洗手,戴口罩、帽子,穿工作服,戴手套。

4. 患者准备　排空膀胱,放松心情。

【注意事项】

1. 态度严肃认真、动作轻柔、尊重、关爱患者,与患者进行有效沟通。

2. 严格遵守操作规程,避免交叉感染。

【实训学时】

1学时。

【实训方法与结果】

1. 实训方法　课前请同学们通过学习软件手机端观看视频。课中教师讲授实训重点、难点并进行操作示教,学生3~5人一组,通过角色扮演,分组练习会阴护理的用物准备及操作流程。操作中教师进行实训辅导,操作结束后教师点评,学生完成学生互评。

2. 实训结果　每位学生掌握各项操作流程,对照考核标准自评分达80分以上。

【操作步骤与学习评价】

项目总分	项目内容	考评内容及技术要求	分值	扣分	得分
素质要求（5分）	仪表	端庄大方、态度亲切	1		
	着装	衣帽整洁	1		
	自我介绍	详实,规范,语言温和礼貌	3		
操作前准备（25分）	环境	评估检查室环境,光线明亮,温湿度适宜	2		
	用物	用物齐全,有序摆放（用物少1项扣1分）	10		
	核对信息	核对医嘱、床号、姓名、手腕带等信息	5		
	患者	1. 评估患者病情、意识、会阴局部皮肤、伤口状况、有无留置导尿管 2. 与患者沟通,告知目的、方法及注意事项,取得配合	5		
	护士	修剪指甲（口述）,七步洗手、戴手套	3		
操作步骤（60分）	再次核对摆体位	再次核对医嘱、床号、姓名、手腕带等信息	5		
		摆体位:嘱患者排空膀胱,取膀胱截石位,给患者臀下垫橡胶单、中单或一次性垫巾	5		

项目总分	项目内容	考评内容及技术要求	分值	扣分	得分
操作步骤 （60分）	会阴擦洗	操作者将会阴擦洗盘放至床边,戴一次性手套,将1个消毒弯盘放置于患者会阴部前。用1把无菌卵圆钳或无菌镊子夹取浸有消毒液的棉球,递给另1把卵圆钳或镊子夹住棉球进行擦洗。总共擦洗3遍,每擦洗1个部位更换1个棉球,可根据需要增加擦洗次数	3		
		擦洗顺序:第1遍自上而下、自外向内(阴阜→大腿内侧上1/3→大阴唇→小阴唇→会阴→肛周),初步擦净会阴部的污垢、分泌物和血迹等	6		
		第2遍、3遍擦洗顺序为自内向外(小阴唇→大阴唇→阴阜→大腿内侧上1/3→会阴→肛周)或以伤口、阴道口为中心,向外擦洗,防止伤口、阴道口、尿道被污染,擦洗时均最后擦洗肛周和肛门。对会阴有伤口者,需更换消毒液棉球,单独以伤口为中心由内向外擦洗 擦干:用干纱布擦干外阴,顺序同第2遍	6		
	会阴冲洗	先将便盆放于一次性会阴垫巾或橡胶单上,用水温计测量冲洗液的温度(一般40～42℃),用无菌纱布堵住阴道口,用镊子或卵圆钳夹住消毒棉球,一边冲洗一边擦洗,冲洗的顺序同会阴擦洗。冲洗结束后,取出阴道纱布,撤掉便盆,协助擦干外阴	10		
	会阴湿热敷	热敷部位先涂一薄层凡士林,盖上无菌干纱布,再轻轻敷上浸有热敷溶液的温纱布,外面盖上棉垫保温	5		
		每3～5分钟更换热敷垫1次,也可将热源袋放在棉垫外或用红外线灯照射,延长更换敷料的时间,每次热敷15～30分钟,每日2～3次	5		
		热敷完毕,移去热敷垫和纱布,观察热敷部位皮肤	5		
	整理记录	擦净会阴,协助患者穿好裤子。整理用物,七步洗手	2		
		告知患者检查情况,并填写在病历上	3		
		解答患者提出的相关问题,进行恰当的健康教育	5		
综合评价 （10分）	严格遵守操作规范		5		
	顺序正确,动作规范,操作熟练		2		
	关心患者,沟通有效		3		
总分			100		
得分					

二、阴道清洗及上药

 工作情景与任务

导入情景：

张阿姨,已婚,48岁,因子宫颈内瘤变(CIN)Ⅲ级入院,建议行经阴道子宫全切术。完善术前检查后,提示阴道清洁度Ⅲ度,遵医嘱给予阴道清洗后行阴道上药。

工作任务：

请配合医生为张阿姨完成阴道清洗及阴道上药。

【实训目标】

1. 职业素养目标　具有关心、体贴患者,能与患者有效沟通的能力。

2. 知识目标　掌握阴道清洗及上药的用物准备及护理要点。

3. 能力目标　熟练掌握阴道清洗及上药的操作方法。

【实训准备】

1. 实训场地　校内模拟示教室。

2. 用物准备　操作前在患者臀下垫好一次性防水垫,备好操作所需手套。

(1) 阴道擦洗/灌洗:一次性妇科阴道冲洗器1个(需带有调节流量和冲洗压力的开关)、弯盘1个、便盆1个、输液架1个、阴道窥器1个、卵圆钳1把、消毒大棉球若干个,水温计。常用的灌洗溶液有0.02%聚维酮碘溶液,或者根据患者病情遵医嘱选择洗液。

(2) 阴道及子宫颈上药:阴道灌洗用物1套、阴道窥器1个、消毒干棉球、长镊子1个、按医嘱准备治疗用的药品、消毒长棉签、带尾线的大棉球。

3. 操作者准备　洗手,戴口罩、帽子,穿工作服,戴手套。

4. 患者准备　排空膀胱,放松心情。

【注意事项】

1. 态度严肃认真、动作轻柔,尊重、关爱患者,与患者进行有效沟通。

2. 严格遵守操作规程,避免交叉感染。

【实训学时】

1学时。

【实训方法与结果】

1. 实训方法　课前请同学们通过学习软件手机端观看视频。课中教师讲授实训重点、难点并进行操作示教,学生3~5人一组,通过角色扮演,分组练习阴道清洗及上药的用物准备及操作流程。操作中教师进行实训辅导,操作结束后教师点评,学生完成学生互评。

2. 实训结果　每位学生掌握各项操作流程,对照考核标准自评分达80分以上。

项目总分	项目内容	考评内容及技术要求	分值	扣分	得分
素质要求 (5分)	仪表	端庄大方、态度亲切	1		
	着装	衣帽整洁	1		
	自我介绍	详实,规范,语言温和礼貌	3		
操作前 准备 (25分)	环境	评估检查室环境,光线明亮,温湿度适宜	2		
	用物	用物齐全,有序摆放(用物少1项扣1分)	10		
	核对信息	核对医嘱、床号、姓名、手腕带等信息	5		
	患者	1. 评估患者病情、意识、会阴局部皮肤、伤口状况、有无留置导尿管	5		
		2. 与患者沟通,告知目的、方法及注意事项,取得配合			
	护士	修剪指甲(口述),七步洗手、戴手套	3		
操作步骤 (60分)	再次核对、摆体位	再次核对医嘱、床号、姓名、手腕带等信息	5		
		摆体位:垫好治疗巾,嘱患者排空膀胱,取膀胱截石位	5		
	阴道清洗方法二选一(20分)	阴道擦洗	用阴道窥器扩张阴道,左手固定阴道窥器,右手取卵圆钳夹取消毒液棉球,擦洗子宫颈、阴道穹隆、阴道壁,边擦洗边旋转阴道窥器,以保证阴道各部被擦洗干净。可根据清洁度增加擦洗次数	20		
		阴道灌洗	根据患者的病情配液500~1 000ml,将装有灌洗液的一次性妇科阴道冲洗器挂于床旁输液架上,高度距离床沿60~70cm。排出管内空气,调试水温适宜后备用	5		
			右手持冲洗器,打开开关,先冲洗外阴部,然后分开小阴唇,将灌洗头沿阴道侧壁插入阴道至阴道后穹隆部,边冲洗边将灌洗头围绕子宫颈轻轻地上下左右移动;阴道灌洗也可用阴道窥器暴露子宫颈后再进行,灌洗时应注意旋转阴道窥器以保证充分冲洗阴道各部	10		
			当灌洗液剩下约100ml时,关上开关,使用阴道窥器者可将阴道窥器向下按压,使阴道内残留的液体完全流出。取出灌洗头和阴道窥器,再次冲洗1遍外阴部,然后扶患者坐在便盆上,使阴道内存留的液体流出	5		

项目总分	项目内容		考评内容及技术要求	分值	扣分	得分
操作步骤（60分）	上药方法 4选1 （20分）	涂擦法	用长棉签蘸取药液，均匀涂擦在子宫颈或阴道病变处。如为腐蚀性药物，要注意保护正常组织	20		
		喷洒法	药粉可用喷雾器喷洒，或把药粉撒在带线的大棉球上，将棉球顶塞于子宫颈部，然后再退出阴道窥器，线尾留在阴道口，嘱患者12~24小时后将棉球取出			
		纳入法	凡片剂、丸剂、栓剂，用阴道窥器暴露子宫颈后，用长镊子或卵圆钳钳夹药片后放入；或由操作者戴无菌手套后直接放入阴道后穹隆部；或用带线大棉球将药片顶塞于子宫颈部，线尾留在阴道口，嘱患者12~24小时后自行将棉球取出			
		自行放置法	睡前洗净双手或戴消毒手套，用一手示指将药片或栓剂向阴道后壁推进直至示指完全伸入为止			
	整理记录		擦干外阴部、撤去用物、协助患者整理衣物。整理用物，七步洗手	2		
			告知患者检查情况，并填写在病历上	3		
			解答患者提出的相关问题，进行恰当的健康教育	5		
综合评价（10分）	严格遵守操作规范			5		
	顺序正确，动作规范，操作熟练			2		
	关心患者，沟通有效			3		
总分				100		
得分						

（郑智嘉）

实训6　妇科常用特殊检查及诊疗技术的护理配合

一、妇科普查项目

 工作情景与任务

导入情景:

王女士,已婚,34岁,外阴瘙痒,灰黄色泡沫状样白带7日,前来妇科门诊就诊,既往从未进行过妇科普查,医生问诊后建议其进行妇科普查。

工作任务:

请配合医生为王女士完成阴道分泌物悬滴检查、TCT检测及HPV检测。

【实训目标】

1. 职业素养目标　具有关心、体贴患者,能与患者有效沟通的能力。

2. 知识目标　掌握妇科普查项目的用物准备及护理要点。

3. 能力目标　熟练掌握妇科普查项目的操作方法。

【实训准备】

1. 实训场地　校内模拟实训室。

2. 用物准备

(1) 阴道分泌物悬滴检查:消毒阴道窥器1个、消毒臀垫或一次性臀垫、无菌手套、无菌干燥长棉签2支、一次性试管2支(其中1支装有1ml生理盐水)。

(2) 子宫颈脱落细胞学检查:消毒阴道窥器1个、消毒臀垫或一次性臀垫、无菌手套、子宫颈刮片1支,载玻片1片,TCT专用子宫颈刷1支及保存液1瓶,HPV检测专用子宫颈刷1支及保存液1瓶,无菌干燥棉签。

【注意事项】

1. 态度严肃认真、动作轻柔,尊重、关爱患者,与患者进行有效沟通。

2. 严格遵守操作规程,避免交叉感染。

【实训学时】

2学时。

【实训方法与结果】

实训方法:课前请同学们通过学习软件手机端观看视频。课中教师讲授实训重点、难点并进行操作示教,学生3~5人一组,通过角色扮演,分组练习妇科普查项目的用物准备及操作流程。操作中教师进行实训辅导,操作结束后教师点评,学生完成学生互评。

【操作步骤与学习评价】

项目总分	项目内容		考评内容及技术要求	分值	扣分	得分
素质要求 （5分）	仪表		端庄大方、态度亲切	1		
	着装		衣帽整洁	1		
	自我介绍		详实,规范,语言温和礼貌	3		
操作前 准备 （25分）	环境		评估检查室环境,光线明亮,温湿度适宜	2		
	用物		用物齐全,有序摆放（用物少1项扣1分）	10		
	核对信息		核对医嘱、床号、姓名、手腕带等信息	5		
	患者		1. 评估患者病情、意识、会阴局部皮肤、伤口状况、有无留置导尿管 2. 与患者沟通,告知目的、方法及注意事项,取得配合	5		
	护士		修剪指甲（口述）,七步洗手、戴手套	3		
操作步骤 （60分）	再次核对、摆体位		再次核对医嘱、床号、姓名、手腕带等信息	5		
			摆体位:垫好治疗巾,嘱患者排空膀胱,取膀胱截石位	5		
	阴道分泌物悬滴法		使用阴道窥器扩张阴道,2支无菌长棉签取阴道后穹隆处少许分泌物,分别置于2支试管中	15		
	子宫颈脱落细胞检测方法2选1（10分）	子宫颈刮片（涂片法）	阴道窥器暴露子宫颈,干棉球轻轻擦拭子宫颈表面黏液,在子宫颈外口鳞－柱状上皮交界处,用木刮板以子宫颈外口为圆心,尖端朝子宫颈口、斜面朝子宫颈,轻刮1周	5		
			刮取的细胞立即沿同一方向涂于干净玻片上,不可重复涂抹,玻片立即放在固定液中固定	5		
		薄层液基细胞学检测（TCT）	先将子宫颈表面分泌物拭净,将子宫颈刷中间较长的刷毛伸到子宫颈管里,达子宫颈外口上方10mm左右,顺时针旋转360°后将子宫颈刷迅速放入保存液中,旋紧盖子;或在保存液中涮洗至少10s,抵住瓶底,用力按压并涮洗10s,丢弃刷头,旋紧盖子	10		
	子宫颈脱落细胞HPV检测		阴道窥器暴露子宫颈,将HPV检测取样刷的尖端深入子宫颈管内,顺时针旋转3~5圈	10		
			将刷头折断放置于保存液中,旋紧盖子	5		

项目总分	项目内容	考评内容及技术要求	分值	扣分	得分
操作步骤 （60分）	整理、送检	将阴道窥器退出。协助患者起身，整理衣物	2		
		在标本上注明患者信息，并送检。整理用物，七步洗手	3		
		解答患者提出的相关问题，进行恰当的健康教育	5		
综合评价 （10分）	严格遵守操作规范		5		
	顺序正确，动作规范，操作熟练		2		
	关心患者，沟通有效		3		
总分			100		
得分					

二、生殖系统活体组织检查

 工作情景与任务

导入情景：

张阿姨，已婚，48岁，平素月经规则，现不规则阴道流血1个月余。前来妇科门诊就诊，完善检查后，提示子宫颈上皮内病变 ASC-US。医生建议行子宫颈活组织检查明确子宫颈病变以及诊断性刮宫进行止血。

工作任务：

请配合医生为张阿姨完成子宫颈活组织检查以及诊断性刮宫。

【实训目标】

1. 职业素养目标　具有关心、体贴患者，能与患者有效沟通的能力。

2. 知识目标　掌握生殖系统活体组织检查的用物准备及护理要点。

3. 能力目标　学会生殖系统活体组织检查的操作方法。

【实训准备】

1. 实训场地　校内模拟实训室或医院病房，环境安全、宽敞明亮。

2. 用物准备

（1）子宫颈活体组织检查：阴道窥器1个、子宫颈钳1把、子宫颈活检钳1把、无齿长镊1把、带尾棉球或纱布卷、棉球、棉签若干、装有固定液10%甲醛的标本瓶4~6个以及消毒液。

（2）诊断性刮宫术：无菌刮宫包1个、内有阴道窥器1个、子宫颈钳1把、子宫探针1根、无齿卵圆钳1把、有齿卵圆钳1把、子宫颈扩张器4~8号各1根、刮匙1把、弯盘1个、纱布2块、棉球、棉签若干、病理小瓶数个。

【注意事项】

1. 态度严肃认真、动作轻柔,尊重、关爱患者,与患者进行有效沟通。

2. 严格遵守操作规程,避免交叉感染。

【实训学时】

2学时。

【实训方法与结果】

实训方法:课前请同学们通过学习软件手机端观看视频。课中教师讲授实训重点、难点并进行操作示教,学生3~5人一组,通过角色扮演,分组练习生殖系统活体组织检查的用物准备及操作流程。操作中教师进行实训辅导,操作结束后教师点评,学生完成学生互评。

【操作步骤与学习评价】

项目总分	项目内容	考评内容及技术要求	分值	扣分	得分
素质要求 (5分)	仪表	端庄大方、态度亲切	1		
	着装	衣帽整洁	1		
	自我介绍	详实,规范,语言温和礼貌	3		
操作前 准备 (25分)	环境	评估检查室环境,光线明亮,温湿度适宜	2		
	用物	用物齐全,有序摆放(用物少1项扣1分)	10		
	核对信息	核对医嘱、床号、姓名、手腕带等信息	5		
	患者	1. 评估患者病情、意识、会阴局部皮肤、伤口状况、有无留置导尿管 2. 与患者沟通,告知目的、方法及注意事项,取得配合	5		
	护士	修剪指甲(口述)、七步洗手、戴手套	3		
操作步骤 (60分)	核对解释、摆体位、消毒、铺巾	再次核对医嘱、床号、姓名、手腕带等信息	5		
		摆体位:垫好治疗巾,嘱患者排空膀胱,取膀胱截石,消毒外阴,铺无菌巾	5		
	子宫颈活体组织检查	阴道窥器暴露子宫颈,拭去子宫颈黏液后局部消毒 若怀疑子宫颈管病变,可用小刮匙刮子宫颈管组织	5		
		用子宫颈活检钳在子宫颈外口鳞-柱上皮交界处或肉眼观糜烂较深处或可疑病变处夹取组织,一般在3点、6点、9点、12点四处取材。临床已明确诊断,只为确诊病理类型或浸润程度时可做单点取材。为提高取材的准确性,可在阴道镜指引下取材;或在子宫颈阴道部涂以碘溶液,在不着色区取材;或在子宫颈阴道部涂醋酸,在泛白的区域取材	10		
		所取组织分放在标本瓶内固定,做好标记送检。 术毕,用带线棉球或纱布压迫局部止血	5		

项目总分	项目内容	考评内容及技术要求	分值	扣分	得分
操作步骤 （60分）	诊断性刮宫	行双合诊检查，了解子宫的方向、大小及附件的情况。窥器暴露子宫颈，拭去子宫颈黏液后消毒，用子宫颈钳夹子宫颈前唇，用探针探查子宫腔方向及深度。如子宫颈管过紧，可用子宫颈扩张器扩张子宫颈管，直至进入小号刮匙为止	10		
		刮匙顺子宫方向送至子宫底部，从子宫前壁、侧壁、后壁、子宫底部依次刮取组织	10		
	整理、送检	将阴道窥器退出。协助患者起身，整理衣物	2		
		在标本上注明患者信息，并送检。整理用物，七步洗手	3		
		解答患者提出的相关问题，进行恰当的健康教育	5		
综合评价 （10分）	严格遵守操作规范		5		
	顺序正确，动作规范，操作熟练		2		
	关心患者，沟通有效		3		
总分			100		
得分					

（郑智嘉）

教学大纲(参考)

一、课程性质

成人护理是中等卫生职业教育护理专业的一门专业核心课程,也是护士执业资格考试的必考内容之一。本课程为成人护理的妇科护理部分,主要内容包括妇科常见病、多发病患者的护理、计划生育妇女的护理、妇科诊疗技术及妇科手术患者的护理配合。以解剖学、生理学、病理学、药理学及健康评估等学科为基础,同时与成人护理(上册)、心理与精神护理、母婴护理及护理技术综合实训等学科,共同形成完整的教学体系。

二、课程目标

通过本课程的学习,培养学生具有良好的妇科护理职业素养,树立"以人为核心"的整体护理理念,运用循证护理和价值医学指导护理实践。并初步具备为妇女提供以妇女保健、疾病预防为主的健康教育能力。

(一)职业素养目标

1. 具有良好的职业道德修养,重视护理伦理教育,培养良好的护理行为习惯,自觉尊重护理对象,保护护理对象隐私。

2. 具有维护护理对象健康的能力,培养良好的医学人文关怀精神,具有生命至上的理念,珍爱生命,关爱护理对象。

3. 具有良好的团队协作精神,培养运用妇科知识与患者及家属良好沟通交流的能力,能对妇科常见危重症进行初步应急处理并配合医生抢救。

4. 具有健康的体魄、健全的人格,培养良好的心理素质、社会适应能力、职业发展及终身学习的能力。

(二)专业知识及技能目标

1. 掌握妇科护理的基本理论、基本知识及常见病、多发病患者的护理评估及护理措施。

2. 熟悉妇科患者的常见护理诊断。

3. 了解妇科疾病的发病原因及发病机制。

4. 了解妇产科护理的发展趋势。

5. 熟练掌握妇科常用护理技术及妇科手术患者的护理。

6. 学会妇科检查、妇科诊疗技术及计划生育手术的护理配合。

三、学时安排

教学内容	学时		
	理论	实践	合计
第一章　绪论	2		2
第二章　妇科护理病历	2	2	4
第三章　生殖系统炎性疾病患者的护理	6		6
第四章　生殖内分泌疾病患者的护理	6		6

教学内容	学时		
	理论	实践	合计
第五章 不孕症患者与辅助生殖技术	2		2
第六章 妇科手术患者的护理	2	4	6
第七章 生殖系统肿瘤患者的护理	4		4
第八章 妊娠滋养细胞疾病患者的护理	4		4
第九章 外阴、阴道疾病患者的护理	2		2
第十章 子宫内膜异位症及子宫腺肌病患者的护理	2		2
第十一章 计划生育妇女的护理与妇女保健	4	2	6
第十二章 妇科常用护理技术		4	4
第十三章 妇科常用特殊检查及诊疗技术	2	4	6
合计	38	16	54

四、课程内容及要求

章节	教学内容		教学要求	教学活动参考	参考学时	
					理论	实践
一、绪论	1. 妇科护理概述		了解	理论讲授 多媒体演示 讨论	2	
	2. 妇科护理的特点		熟悉			
	3. 妇科护理工作者的职责和素质要求		熟悉			
	4. 妇科护理的学习目的及方法		熟悉			
	5. 妇科门诊及病区的护理管理		了解			
二、妇科护理病历	(一)妇科病史	1. 妇科病史采集方法	熟悉	理论讲授 多媒体演示 示教练习 医院见习	2	
		2. 妇科病史内容	掌握			
	(二)妇科检查	1. 妇科检查前准备及注意事项	熟悉			
		2. 妇科检查的方法及步骤	熟悉			
		3. 妇科检查的护理配合	掌握			
	实训1:妇科检查的护理配合		学会			2
三、生殖系统炎性疾病患者的护理	(一)概述	1. 女性生殖系统的自然防御功能	了解	理论讲授 多媒体演示 案例讨论 示教 模拟病房 医院见习	6	
		2. 病原体	熟悉			
		3. 传染途径	熟悉			
		4. 炎症的发展与转归	熟悉			

章节	教学内容		教学要求	教学活动参考	参考学时	
					理论	实践
三、生殖系统炎性疾病患者的护理	（二）外阴部炎性疾病患者的护理	1. 概述	了解			
		2. 护理评估	掌握			
		3. 常见护理诊断／问题及护理目标	了解			
		4. 护理措施	掌握			
		5. 护理评价	了解			
	（三）阴道炎性疾病患者的护理	1. 概述	了解			
		2. 护理评估	掌握			
		3. 常见护理诊断／问题及护理目标	了解			
		4. 护理措施	掌握			
		5. 护理评价	了解			
	（四）子宫颈炎性疾病患者的护理	1. 概述	了解			
		2. 护理评估	掌握			
		3. 常见护理诊断／问题及护理目标	了解			
		4. 护理措施	掌握			
		5. 护理评价	了解			
	（五）盆腔炎性疾病患者的护	1. 概述	了解			
		2. 护理评估	掌握			
		3. 常见护理诊断／问题及护理目标	了解			
		4. 护理措施	掌握			
		5. 护理评价	了解			
四、生殖内分泌疾病患者的护理	（一）异常子宫出血患者的护理	1. 概述	了解	理论讲授多媒体演示案例讨论角色扮演医院见习	6	
		2. 护理评估	掌握			
		3. 常见护理诊断／问题及护理目标	了解			
		4. 护理措施	掌握			
		5. 护理评价	了解			

章节	教学内容		教学要求	教学活动参考	参考学时	
					理论	实践
四、生殖内分泌疾病患者的护理	（二）闭经患者的护理	1. 概述	了解			
		2. 护理评估	掌握			
		3. 常见护理诊断/问题及护理目标	了解			
		4. 护理措施	掌握			
		5. 护理评价	了解			
	（三）痛经患者的护理	1. 概述	了解			
		2. 护理评估	掌握			
		3. 常见护理诊断/问题及护理目标	了解			
		4. 护理措施	掌握			
		5. 护理评价	了解			
	（四）绝经综合征患者的护理	1. 概述	了解			
		2. 护理评估	掌握			
		3. 常见护理诊断/问题及护理目标	了解			
		4. 护理措施	掌握			
		5. 护理评价	了解			
	（五）多囊卵巢综合征患者的护理	1. 概述	了解			
		2. 护理评估	掌握			
		3. 常见护理诊断/问题及护理目标	了解			
		4. 护理措施	掌握			
		5. 护理评价	了解			
五、不孕症患者与辅助生殖技术的护理	（一）不孕症患者的护理	1. 概述	了解	理论讲授 多媒体演示 案例讨论 医院见习	2	
		2. 护理评估	熟悉			
		3. 常见护理诊断/问题及护理目标	了解			
		4. 护理措施	熟悉			
		5. 护理评价	了解			

章节	教学内容		教学要求	教学活动参考	参考学时	
					理论	实践
五、不孕症患者与辅助生殖技术的护理	（二）辅助生殖技术及护理	1. 概述	了解			
		2. 护理评估	了解			
		3. 常见护理诊断／问题及护理目标	了解			
		4. 护理措施	熟悉			
		5. 护理评价	了解			
六、妇科手术患者的护理	（一）妇科腹部手术患者的护理	1. 手术前准备	掌握	理论讲授 多媒体演示 案例讨论 示教 模拟病房 观看录像 医院见习	2	
		2. 手术后护理	掌握			
	（二）妇科外阴、阴道手术患者的护理	1. 手术前准备	掌握			
		2. 手术后护理	掌握			
	实训2：妇科腹部手术的护理配合及术前术后护理		熟练掌握			2
	实训3：妇科外阴、阴道手术的护理配合及术前术后护理		熟练掌握			2
七、生殖系统肿瘤患者的护理	（一）子宫颈癌患者的护理	1. 概述	了解	理论讲授 多媒体演示 案例讨论 示教 模拟病房 观看录像 医院见习	4	
		2. 护理评估	掌握			
		3. 常见护理诊断／问题及护理目标	了解			
		4. 护理措施	掌握			
		5. 护理评价	了解			
	（二）子宫肌瘤患者的护理	1. 概述	了解			
		2. 护理评估	掌握			
		3. 常见护理诊断／问题及护理目标	了解			
		4. 护理措施	掌握			
		5. 护理评价	了解			
	（三）子宫内膜癌患者的护理	1. 概述	了解			
		2. 护理评估	掌握			
		3. 常见护理诊断／问题及护理目标	了解			
		4. 护理措施	掌握			
		5. 护理评价	了解			

章节	教学内容		教学要求	教学活动参考	参考学时	
					理论	实践
七、生殖系统肿瘤患者的护理	（四）卵巢肿瘤患者的护理	1. 概述	了解			
		2. 护理评估	掌握			
		3. 常见护理诊断／问题及护理目标	了解			
		4. 护理措施	掌握			
		5. 护理评价	了解			
八、妊娠滋养细胞疾病患者的护理	（一）葡萄胎患者的护理	1. 概述	了解	理论讲授 多媒体演示 案例讨论 示教 模拟病房 医院见习	4	
		2. 护理评估	掌握			
		3. 常见护理诊断／问题及护理目标	了解			
		4. 护理措施	掌握			
		5. 护理评价	了解			
	（二）妊娠滋养细胞肿瘤患者的护理	1. 概述	了解			
		2. 护理评估	掌握			
		3. 常见护理诊断／问题及护理目标	了解			
		4. 护理措施	掌握			
		5. 护理评价	了解			
	（三）化疗患者的护理	1. 概述				
		2. 护理评估	掌握			
		3. 常见护理诊断／问题及护理目标	了解			
		4. 护理措施	掌握			
		5. 护理评价	了解			
九、外阴、阴道疾病患者的护理	（一）外阴癌患者的护理	1. 概述	了解	理论讲授 多媒体演示 案例讨论 示教 模拟病房 医院见习	2	
		2. 护理评估	掌握			
		3. 护理措施	掌握			
	（二）外阴、阴道创伤患者的护理	1. 概述	了解			
		2. 护理评估	掌握			
		3. 护理措施	掌握			

章节	教学内容		教学要求	教学活动参考	参考学时	
					理论	实践
九、外阴、阴道疾病患者的护理	（三）子宫脱垂患者的护理	1. 概述	了解			
		2. 护理评估	掌握			
		3. 常见护理诊断／问题及护理目标	了解			
		4. 护理措施	掌握			
		5. 护理评价	了解			
	（四）尿瘘患者的护理	1. 概述	了解			
		2. 护理评估	掌握			
		3. 护理措施	掌握			
十、妇科其他疾病患者的护理	（一）子宫内膜异位症患者的护理	1. 概述	了解	多媒体演示案例讨论	2	
		2. 护理评估	掌握			
		3. 常见护理诊断／问题及护理目标	了解			
		4. 护理措施	掌握			
		5. 护理评价	了解			
	（二）子宫腺肌病患者的护理	1. 概述	了解			
		2. 护理评估	掌握			
		3. 常见护理诊断／问题及护理目标	了解			
		4. 护理措施	掌握			
		5. 护理评价	了解			
十一、计划生育妇女的护理与妇女保健	（一）避孕方法及护理	1. 工具避孕		理论讲授多媒体演示案例讨论示教模拟病房观看录像医院见习	4	
		（1）种类及应用	了解			
		（2）护理要点	掌握			
		2. 药物避孕				
		（1）种类及应用	了解			
		（2）护理要点	掌握			
		3. 其他避孕方法	了解			
	（二）避孕失败的补救措施及护理	1. 早期妊娠终止方法及护理	熟悉			
		2. 中期妊娠终止方法及护理	熟悉			

章节	教学内容		教学要求	教学活动参考	参考学时	
					理论	实践
十一、计划生育妇女的护理与妇女保健	（三）女性绝育手术方法及护理	1. 种类及应用	了解			
		2. 护理要点	了解			
	（四）计划生育知情选择	1. 新婚期	熟悉			
		2. 哺乳期	熟悉			
		3. 生育后期	熟悉			
		4. 绝经过渡期	熟悉			
	（五）妇女保健	1. 妇女保健工作的意义与范畴	了解			
		2. 妇女保健的工作任务及内容	熟悉			
	实训4：计划生育手术的护理配合		学会			2
十二、妇科常用护理技术	1. 会阴擦洗/冲洗		熟悉	示教 模拟病房 观看录像 医院见习		4
	2. 会阴湿热敷		熟悉			
	3. 阴道擦洗/灌洗		熟悉			
	4. 阴道及子宫颈上药		熟悉			
	实训5：妇科常用护理技术		熟练掌握			
十三、妇科常用特殊检查及诊疗技术	（一）妇科常用特殊检查及护理配合	1. 阴道分泌物悬滴检查	了解	理论讲授 多媒体演示 案例讨论 示教 模拟病房 观看录像	2	
		2. 生殖道脱落细胞学检查	了解			
		3. 子宫颈黏液检查	了解			
		4. 子宫颈活体组织检查	了解			
		5. 诊断性刮宫术	了解			
	（二）妇科诊疗技术及护理配合	1. 输卵管通畅检查	了解			
		2. 阴道后穹隆穿刺术	了解			
		3. 妇科内镜检查	了解			
	实训6：妇科常用特殊检查及诊疗技术的护理配合		学会			4

五、说明

（一）教学安排

本教学大纲主要供中等卫生职业教育护理专业使用，一般第四学期开设。授课总学时数为54学时，其中理论38学时，实践16学时。学分为3学分。

（二）教学要求

1. 本课程理论内容教学要求分为掌握、熟悉、了解 3 个层次。掌握：指对基本知识、基本理论有较深刻的认识，并能综合、灵活地运用所学知识解决实际问题。熟悉：指能够领会概念、原理的基本含义，解释护理现象。了解：指对基本知识、基本理论能有一定的认识，能够记住所学的知识要点。

2. 本课程实践技能教学要求分为熟练掌握及学会 2 个层次。熟练掌握：指能独立、规范地解决常见护理问题，完成常用的妇科护理技术操作。学会：指在教师的指导下能初步实施妇科诊疗手术的护理配合。

教学过程中，理论讲授应始终以护理程序为主线，重视课程思政与职业素养的渗透，重点突出妇科护理的基本理论知识及实践应用。实践技能重点突出以岗位胜任力为导向的教学理念，融入人文关怀与护理伦理的训练，加强临床见习现场教学、角色扮演情境对话等训练，全面提升学生实践运用能力。

（三）教学建议

1. 本课程依据护理岗位的工作任务、职业能力要求，强化理论实践一体化，突出"做中学、学中做"的职业教育特色。根据培养目标、教学内容、学生的学习特点及职业资格考试要求，提倡项目教学、案例教学、任务教学、角色扮演、情景教学等方法，利用校内外实训基地，将学生的自主学习、合作学习及教师引导教学等教学组织形式有机结合。

2. 教学过程中，可通过提问、测验、技能考核及理论考试等传统手段进行评价，也可利用数字化手段增加过程性评价，促进学生自主学习。可运用学生互评、师生互评等多种形式对学生进行综合考评，充分体现评价主体、评价过程及评价方式的多元化。评价内容不仅要关注学生对专业知识的理解，技能的掌握，更要关注人文关怀、爱伤观念的养成，重视学生将理论知识运用于临床实践中解决实际问题的能力和职业素养的培养。

参 考 文 献

[1] 安力彬,陆虹. 妇产科护理 [M]. 6 版. 北京:人民卫生出版社,2017.

[2] 陈子江等. 不孕症诊断指南 [J]. 中华妇产科杂志,2019,54(8):505-511.

[3] 陈子江,田秦杰,乔杰,等. 早发性卵巢功能不全的临床诊疗中国专家共识 [J]. 中华妇产科杂志,2017,52(9):577-581.

[4] 中华医学会,生殖医学分会. 临床诊疗指南——辅助生殖技术和精子库分册(2021 修订版) [M]. 北京:人民卫生出版社,2021.

[5] 林珊,郭艳春. 成人护理(下册)——妇科护理 [M]. 北京:人民卫生出版社,2015.

[6] 王一方,甄橙. 北京大学医患关系蓝皮书:语言与沟通 [M]. 北京:北京大学出版社,2019.

[7] 夏海鸥. 妇产科护理 [M]. 4 版. 北京:人民卫生出版社,2019.

[8] 谢幸,孔北华,段涛. 妇产科学 [M]. 9 版. 北京:人民卫生出版社,2018.

[9] 徐丛剑,华克勤. 实用妇产科学 [M]. 4 版. 北京:人民卫生出版社,2018.

[10] 张秀平. 妇产科护理 [M]. 3 版. 北京:人民卫生出版社,2018.